忘れない 迷わない 話が上手なデキる脳になる！

漢字・言葉

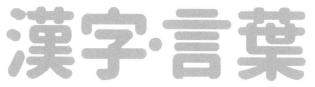

5分脳トレ 200日間

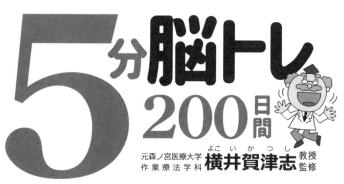

元森ノ宮医療大学
作業療法学科 横井賀津志 教授 監修
（よこ い かつ し）

第2集

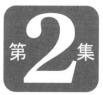

JN079230

脳は若がえる！

医療大学教授が薦める学習習慣

1日5分、楽しい問題を解いて
集中力・記憶力・判断力をアップ！
漢字が学べるだけでなく、話し上手になれる！

三輪 良孝・大原 英樹／著

「脳の若さ」問診票
当てはまる項目に✓を付けてください。（複数回答可）

- □ 人や物、場所の名前が出てこない
- □ 何をしようとしていたのか忘れる
- □ 絵は浮かぶが、名前が出てこない
- □ やる気がわかない
- □ 1つのことを10分も続けられない
- □ 考えや気持ちを言葉にして話すのが苦手
- □ どちらかに決めることに迷う
- □ 片付けた場所を忘れ、物を探す機会が多い
- □ 昔は思い出せても、数日前が分からない
- □ 認知症になるのではと不安を感じる

さぁ始めましょう。認知力を高める脳トレを！

**あなたの脳は衰えていません！
考える、思い出す、工夫することで
脳は若がえります！**

楽しいことに「夢中」になっている脳には、うれしい効果がある!

本書には、漢字・言葉を楽しく学ぶことができる傑作問題が揃っています。

あなたが漢字・言葉脳トレに夢中になっているときに、脳内では"ドーパミン"という神経伝達物質がさかんに分泌されます。

ドーパミンは心拍数をあげる物質で、楽しい経験をしたときに心臓がドキドキするのはこのためです。

ドーパミンが分泌されると、幸福感が与えられます。

また、目標を達成することで、集中力や記憶力などの学習能力を高める作用がある

ため、"学習物質"とも呼ばれます。

さらに、漢字・言葉脳トレを楽しむことのように、夢中になれる趣味を持つと、感動したり、感情を表に出す経験が増え、"オキシトシン"の分泌が高まります。

オキシトシンは"癒しのホルモン"ともいわれ、新陳代謝を高めて外見を若々しく保ったり、免疫力をアップする「若がえり効果」があり、美容や健康にもいい影響を与えます。

漢字・言葉脳トレを楽しむと、脳にとって、素晴らしい効果が期待できます。

本書の特長と使い方

マイペースで、自力で

所要時間は5分前後を目安に出題していますが、所要時間を気にすることなく、ご自身のペースで、自力で答えることを大切にしてください。

1日に1ページずつ

1日に1ページずつ、順を追って、解き進んでください。どれか気に入ったパズルだけを選り好みして解き進むことは避けてください。

努力の跡が残る

ご自身で答えを書き込むので、努力の軌跡が記録として残り、目に見える形になります。やり切ったときには大切な1冊になります。

成果を話してみる

脳トレへの取り組みを、ご家族に、お友達に話してください。パズルがきっかけで、話す機会が増えて、人の輪も広がります。

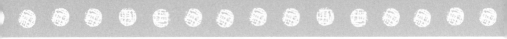

忘れない、迷わない、話が上手。
良い生活習慣と脳トレの実践で、
デキる脳になりましょう。

脳の健康状態、機能の程度をチェック

「脳の機能が衰える」といっても、それによって現れる症状は様々。次のようなことが初期症状の主な例として知られています。

○同じことを何度も聞く、話す ○置き場所が分からない、忘れ物や探し物が多くなる ○誕生日や、記念日、約束の日時や場所を間違える ○落ち着きがなくなり、怒りっぽく、頑固になる ○以前はできた単純な仕事や計算に時間がかかる ○少し複雑な作業、たとえば料理をして、焦がすなど失敗することが増える ○身に付ける、着る物に気をつかわず、同じ服ばかり着たり、だらしない、季節外れの格好が増える

あなたがどれかに当てはまっていても、脳が衰えているとすぐに判断できる訳ではないのですが、ぜひ、用心をするきっかけとしてください。

「脳の若さを保つ」と効果が見込める方法

2017 年の日本人の平均寿命は、男性が 81.09 歳で女性が 87.26 歳となり、いずれも過去最高を更新しました。健康で長生きならば、いいのですが、長寿になればなるほど、脳の機能が衰える人数は増えていきます。厚労省の推計では、認知症の高齢者（65 歳以上）は、2012 年で 462 万人に上り、2025 年には 730 万人に増加するとされています。一昔前まで「予防できない」といわれていた認知症ですが、現在、世界中でさまざまな研究が行われており、「認知症になりにくくして脳の若さを保つ方法」が少しずつ分かってきました。主な方法は次の５つです。

脳の若さを保つ主な方法

1	2	3	4	5
食生活の改善	運動習慣を身に付ける	質の良い睡眠	脳のトレーニング	人とのつながり・交流

血流を良くする漢字・言葉パズルで、脳に必要な酸素や糖を運び、記憶力、判断力、注意力、集中力アップ！

「楽しい脳トレーニング」で、脳への血流を増進

脳が活発に働き考える力を発揮するには多くのエネルギーが必要です。そのエネルギーは主に酸素と糖で、血流によって運ばれます。脳が働いているときには、脳への血流がうながされて、たくさんの血液とともにエネルギーが運ばれます。そのおかげで、脳の機能の低下を防ぎ、若々しさを保っていられます。

逆に、脳を働かせることを怠る、つまり考えることをしなければ、血流も悪くなり、脳にエネルギーが運ばれず、認知機能にも悪影響がおよぶと考えられます。

では、脳を効果的に働かせるにはどうしたらいいのでしょうか？

そこで活用されているのが、「楽しい脳トレーニング」です。適度な時間で、楽しめるくらいの難易度に調整されたドリル問題やパズルに取り組むことは、いい脳の働きをうながし、脳への血流を増進します。

判断力を鍛え、発想力が身につく！

本書は、あなたの脳を楽しい問題を解くことで刺激して、認知機能を、同時に活発に働かせます。そのことによって、物事を整理して考えるクセが身に付き、集中力・記憶力・判断力を向上させます。

	可						
思		面		見		描	
	会		壊		名		
			説	正			
名	誉	事	無	水	世	平	人
賛	挽	回	穏	止	鏡	一	国	命
否	身	楽	平	意	明		方	
両	論	哀	怒	気	消			
出	月	歩	喜	立	沈			
日	進	列	序	功	年			

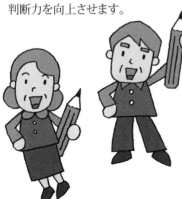

同じ漢字・違う読みと意味

学習日　月　日

答えは8pの下に
あります

ここに並ぶ二字熟語は異なる読み方ができます。言葉の意味をヒントにして、その読み方を2つずつひらがなで書いてください。

市場
① (　　　　) 小売店が集まって、食料品や日用品を売る所。
② (　　　　) 売り手と買い手とが商品や証券などを取引する場所。

役所
① (　　　　) 役人が公務を取り扱う所。官公庁。
② (　　　　) その人がこなす、ふさわしい役目、役割。

色紙
① (　　　　) 和歌・俳句・書画などを書き記す四角い厚紙。
② (　　　　) 種々の色に染めた紙。折り紙用の着色した紙。

一行
① (　　　　) 文章のひとくだり。文字の一列。
② (　　　　) いっしょに行く人々。同じ行動をする人々。

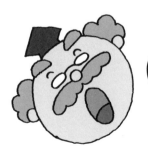

どの問題も、答えは2ページ先、（次の見開き）の下側にあるから、確認するがよい！

ウォーミングアップ 2

同じ読み・違う漢字と意味

ひらがなは漢字の読みです。「候補」の漢字を
マスに当てはめて、同じ読みで違う意味にな
る二字熟語を、2つずつ作ってください。

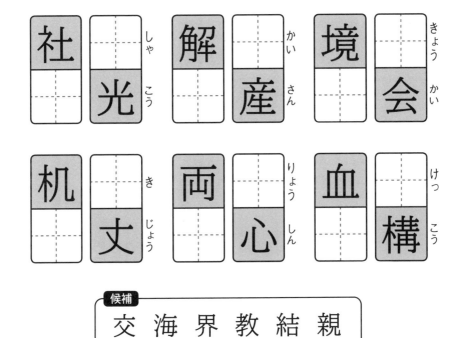

社　□しゃ　□光こう

解　□かい　□産さん

境　□きょう　会かい

机　□き　□丈じょう

両　□りょう　心しん

血　けっ　□構こう

候補

交　海　界　教　結　親
良　上　遮　散　気　行

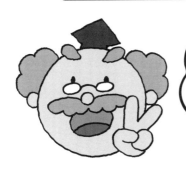

わからないときは、
辞書やスマホを使って
漢字や言葉を調べてみよう。
答えを見るだけでは
脳トレにならない

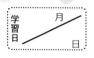

ウォーミングアップ 3

同じ漢字・違う読みと意味

答えは10pの下にあります

ここに並ぶ二字熟語は異なる読み方ができます。言葉の意味をヒントにして、その読み方を2つずつひらがなで書いてください。

一時
① ( ) わずかな時間。しばらくの間。過去の、ある時。
② ( ) 13 時。その時だけ。その場かぎり。臨時。

銀杏
① ( ) 落葉高木で、葉は扇形で、秋に黄葉する。
② ( ) ①の種子のこと。「銀杏」は当て字で「①」とも読まれる。

紅葉
① ( ) カエデの別名。また、その葉。
② ( ) 晩秋に草木の葉が赤や黄色に色づくこと。

疾風
① ( ) 風速毎秒 8.0 ～ 10.7 メートルで、風力階級 5 の風。
② ( ) 急に激しく吹く風。旧日本陸軍の単座戦闘機。

●ウォーミングアップ 1 ／答え

市場／①いちば　②しじょう
役所／①やくしょ　②やくどころ
色紙／①しきし　②いろがみ
一行／①いちぎょう　②いっこう

ウォーミングアップ 4

同じ読み・違う漢字と意味

答えは11pの下にあります

ひらがなは漢字の読みです。「候補」の漢字をマスに当てはめて、同じ読みで違う意味になる二字熟語を、2つずつ作ってください。

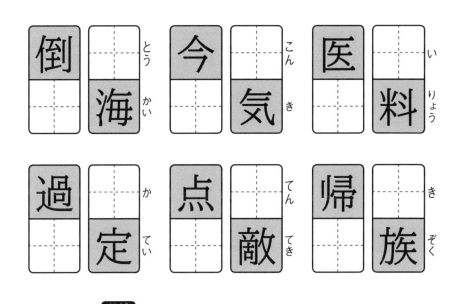

倒 ／ 海（とう・かい）

今 ／ 気（こん・き）

医 ／ 料（い・りょう）

過 ／ 定（か・てい）

点 ／ 敵（てん・てき）

帰 ／ 族（き・ぞく）

候補

仮　衣　程　天　属　東
季　滴　壊　根　療　貴

●ウォーミングアップ 2／答え

社交（しゃ）	遮光（しゃ・こう）	解散	海産（かい・さん）	境界	教会（きょう・かい）

机上	気丈（き・じょう）	両親	良心（りょう・しん）	血行	結構（けっ・こう）

学習日	月	日

同じ漢字・違う読みと意味

答えは12pの下に
あります

ここに並ぶ二字熟語は異なる読み方ができます。言葉の意味をヒントにして、その読み方を2つずつひらがなで書いてください。

外面

① （　　　　　） 外から見える様子。見かけ。うわべ。

② （　　　　　） 他人との応対などに見せる顔つきや態度。

一途

① （　　　　　） もっぱらその方向ひとすじ。

② （　　　　　） 他を考えないで、1つのことに打ち込むこと。

細々

① （　　　　　） 細かくて雑多なさま。細かくてあまり重要でないさま。

② （　　　　　） かろうじて続いている、やっとのことで維持するさま。

面子

① （　　　　　） 体面。面目。マージャンを行うためのメンバー。

② （　　　　　） 円形、長方形で表面に絵や写真のあるボール紙製の玩具。

●ウォーミングアップ3／答え

一時／①いっとき　②いちじ
銀杏／①いちょう　②ぎんなん
紅葉／①もみじ　②こうよう
疾風／①しっぷう　②はやて

同じ読み・違う漢字と意味

学習日　月　日

答えは13pの下にあります

ひらがなは漢字の読みです。「候補」の漢字をマスに当てはめて、同じ読みで違う意味になる二字熟語を、2つずつ作ってください。

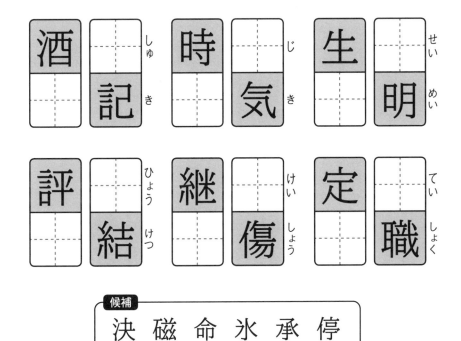

（酒／□）（□／記）しゅき

（時／□）（□／気）じき

（生／□）（□／明）せいめい

（評／□）（□／結）ひょうけつ

（継／□）（□／傷）けいしょう

（定／□）（□／職）ていしょく

候補

決　磁　命　氷　承　停
気　軽　食　手　期　声

●ウォーミングアップ 4／答え

倒／壊　東／海（とうかい）　今／季（こんき）　根／気　医／療　衣／料（いりょう）

過／程　仮／定（かてい）　点／滴（てんてき）　天／敵　帰／属　貴／族（きぞく）

11

「候補」をマスに当てはめて、4つの四字熟語を作ってください。さらに、使わずに「候補」に残った漢字で、三字熟語を作って、下にあるマスに書いてみましょう。

言葉クイズ

① 彫刻「考える人」の作者は誰？
① ロダン　② ピカソ　③ ダリ

答え

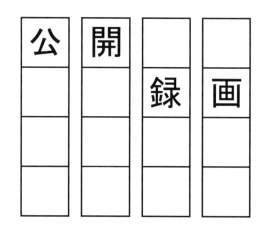

候補

| 自 | ロ | 一 | 自 | 番 | 記 | 映 | 賛 |
| 視 | 画 | 正 | 大 | 聴 | 明 | 率 |

三字熟語

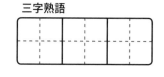

基礎トレ

意味と合う四字熟語の漢字を書きましょう

① いっ せ いち だい
一□一□

一生のうちにたった一度のこと。一生に二度とないような重大なこと。

② さん さん ご ご
三□三□

あちらに三人、こちらに五人というように、人が行く、また、人が居るさま。

漢字を使って絵を描いてみました。何を表しているのでしょうか？

二千円札に描かれている建物はどれ？
① 雷門　② 守礼門　③ 天安門

答え

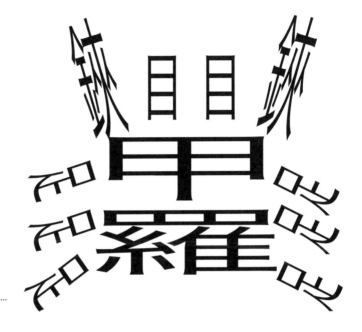

答え

意味と合う四字熟語の読みを書きましょう

① 合縁奇縁
不思議なめぐり合わせの縁。

② 一心発起
あることを成し遂げようと思い立って決意すること。

●ウォーミングアップ6／答え

酒気（しゅき）	手記（しゅき）	時期（じき）	磁気（じき）	生命（せいめい）	声明（せいめい）
評決（ひょうけつ）	氷結（ひょうけつ）	継承（けいしょう）	軽傷（けいしょう）	定食（ていしょく）	停職（ていしょく）

003日目 漢字パズル 三字熟語スケルトン

学習日 ／ 月 日

「候補」の三字熟語で、熟語同士が重なりつながるスケルトンを作ってください。さらに、二重枠の漢字で三字熟語を考えて、下にあるマスに書いてみましょう。

1969年、月に降り立ったのはアポロ何号？ ①9号 ②11号 ③13号

答え

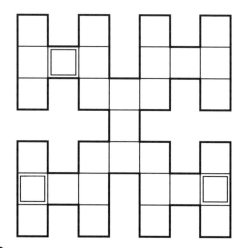

候補

無力感	行政学	一人前	小学校	戦闘的
武士道	言行録	思考力	闘牛士	情熱家
不思議	感情的	中古品	古代人	一家言

三字熟語

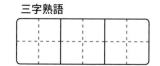

意味と合う四字熟語の漢字を書きましょう

① てん ち む よう 無 用

荷物の上下を逆にすると破損する恐れがあるからしてはならないと警告する言葉。

② ねん こう じょ れつ 序 列

勤続年数や年齢が増すに従って地位や賃金が上がること。

● 001日目／答え

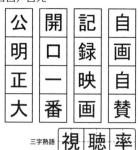

公	開	記	自
明	口	録	画
正	一	映	自
大	番	画	賛

三字熟語 視 聴 率

言葉クイズ／答え ①ロダン
基礎トレ／答え ①一世一代 ②三三五五

004 日目

漢字パズル 二字熟語をつなげ！

学習日 ＿＿／＿＿ 月 日

矢印の方向に読むと二字熟語ができるように、中央のマスに漢字を当てはめてください。当てはめた漢字は二字熟語になっています。二字熟語を下のマスに書いてみましょう。

言葉クイズ

愛知県の中部国際空港の愛称は？
① セントレア ② ポートピア ③ ユートピア

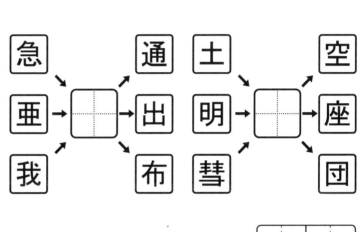

急
亜 → ⬚ → 通・出・布
我

土
明 → ⬚ → 空・座・団
彗

答え

二字熟語 [　|　]

基礎トレ

意味と合う四字熟語の読みを書きましょう

① 虎 穴 虎 子

多少の危険をおかさなければ、大きな成果や業績は得られないということ。

② 寸 進 尺 退

少し進んで、大きく後退してしまうこと。

● 002日目／答え

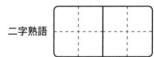

カニ

言葉クイズ／答え ②守礼門
基礎トレ／答え ①あいえんきえん
　　　　　　　②いっしんほっき

15

学習日 月 日

パズル面のすべてのマスを、「候補」の言葉で埋めましょう。一文字目を、パズル面の同じ番号のマスに入れ、タテかヨコの隣接するマスを進んで埋めてください。ただし、他の言葉にある同じ文字とはマスを共通できます。

言葉クイズ

「あんどん」を漢字で書くと？
① 行灯
② 行火
③ 行呑

	1	2			3
		4			
5				6	
	7		8	9	10
	11				
	12		13		

答え

候補

① イワシ　② ワカサギ　③ ウナギ　④ カンパチ

⑤ アマダイ　⑥ ニシン　⑦ チヨウザメ

⑧ ハタハタ　⑨ トビウオ　⑩ ドジョウ

⑪ タチウオ　⑫ メダカ　⑬ カツオ

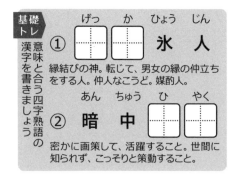

基礎トレ

意味と合う四字熟語の漢字を書きましょう

① げっ か ひょう じん
□□ 氷 人
縁結びの神。転じて、男女の縁の仲立ちをする人。仲人なこうど。媒酌人。

② あん ちゅう ひ やく
暗 中 □□
密かに画策して、活躍すること。世間に知られず、こっそりと策動すること。

●003日目／答え

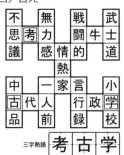

三字熟語 考 古 学

言葉クイズ／答え ② 1 1号
基礎トレ／答え ① 天地無用　② 年功序列

006 日目

学習日　月／日

言葉学習　反対語

　意味がまったく逆になる言葉の関係を「反対語」といいます。候補の漢字をマスに当てはめて、それぞれ「反対語」になるようにしてください。

言葉クイズ

なぞなぞです。乗るとき下りて、降りるとき昇るものは何？

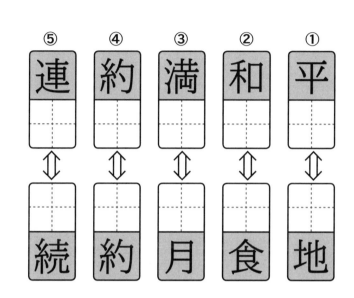

⑤	④	③	②	①
連	約	満	和	平
⇕	⇕	⇕	⇕	⇕
続	約	月	食	地

答え

候補

食　解　続　山　断
洋　野　月　新　束

基礎トレ

意味と合う四字熟語の読みを書きましょう

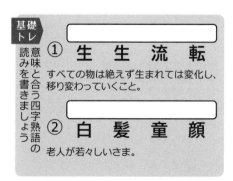

① 生　生　流　転
すべての物は絶えず生まれては変化し、移り変わっていくこと。

② 白　髪　童　顔
老人が若々しいさま。

● 004 日目／答え

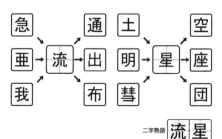

二字熟語　流星

言葉クイズ／答え ①セントレア
基礎トレ／答え ①こけつこし
　　　　　　　　②すんしんしゃくたい

17

学習日 月／日

「ある」の言葉は、共通の法則にしたがっています。
その法則は何でしょうか？　見抜いて答えてください。

言葉クイズ

ひらがなで書かれた計算式の答えは？
＋－より×÷を先に計算しましょう。

なな ひく さん たす きゅう

答え

ある	なし
いのち 命	せいしん 精神
にわ 庭	こうえん 公園
にんき 人気	ぜっさん 絶賛
すもう 相撲	じゅうどう 柔道
しゃっきん 借金	ちょきん 貯金

ヒント／「ある」の後ろに何かが付きます

答え
「ある」に
共通する法則

基礎トレ
意味と合う四字熟語の漢字を書きましょう

いち おう いち らい
① 一□□一□□
行ったり来たりすること。行き来すること。

か とう きょう そう
② 過当□□□□
適切な範囲を超えて、激しく行われる競争。

●005日目／答え

ダ	イ	ワ	シ	ナ	ウ
マ	オ	カ	サ	ギ	ヨ
ア	ウ	ン	シ	ニ	ジ
ヨ	チ	パ	ハ	ト	ド
ウ	タ	ハ	タ	ビ	ウ
ザ	メ	ダ	カ	ツ	オ

言葉クイズ／答え ①行灯
基礎トレ／答え ①月下氷人　②暗中飛躍

18

漢字パズル　漢字詰めクロスワード

「候補」の漢字をマスに当てはめて、熟語が重なりつながるクロスワードを作ってください。さらに、二重枠の漢字で四字熟語を考えて、下にあるマスに書いてみましょう。

言葉クイズ

ひらがなで書かれた計算式の答えは？　＋－より×÷を先に計算しましょう。

さんかけるさんたすなななたすに

答え

難			落		異		館
	撃		□	石		相	
		派					学
施			馬		数		
	名			海			品
好			不		□	死	
□		真			景		伝
	裏				汚		

候補

大 気 見 剣 検 工 攻 実 実 出 所 染
胆 手 敵 場 人 不 不 物 用 力 老

四字熟語 ┼┼┼┼

基礎トレ

意味と合う四字熟語の読みを書きましょう

① **牛　飲　馬　食**
大いに飲み食いをすること。また、人並み以上にむやみに飲み食いすること。

② **免　許　皆　伝**
武術や技術などの奥義を、師匠が弟子に残らず伝えること。

●006日目／答え

⑤	④	③	②	①
連続	約束	満月	和食	平野
⇕	⇕	⇕	⇕	⇕
断続	解約	新月	洋食	山地

言葉クイズ／答え　地下鉄
基礎トレ／答え　①せいせいるてん
　　　　　　　　②はくはつどうがん

19

言葉学習　食べ物難読漢字

食べ物の名前を漢字で書いたものが上段に並んでいます。下段の仮名の言葉と線で結んで、漢字とその正しい読みを答えてください。

素麺	昆布	炒飯	海苔	米粉	蒟蒻	水雲	拉麺
●	●	●	●	●	●	●	●
●	●	●	●	●	●	●	●
もずく	ラーメン	こんぶ	チャーハン	のり	そうめん	ビーフン	こんにゃく

言葉クイズ

ひらがなで書かれた計算式の答えは？
＋－より×÷を先に計算しましょう。

はちたすはちかけるきゅう

答え

基礎トレ　意味と合う四字熟語の漢字を書きましょう

① いっ ち だん けつ
一致 □□

大勢の人々が、特定の目的を達成するために、心を1つにして協力しあうこと。

② じ こ あん じ
□□ 暗示

自分にある観念を繰り返して暗示をかけ、理性を超えた行動や力を生み出すこと。

●007日目／答え
「ある」の言葉の後ろに「とり」を付けると、別の言葉になります。
「いのちとり」「にわとり」「にんきとり」「すもうとり」「しゃっきんとり」となります。

言葉クイズ／答え　7-3＋9＝13
基礎トレ／答え　①一往一来　②過当競争

漢字パズル 漢字ネットワーク

「候補」の漢字をマスに当てはめて、15の三字熟語を作ってください。そのとき、太い線でつながれた2つのマスには、同じ漢字を入れてください。

言葉クイズ

ひらがなで書かれた計算式の答えは？
＋－より×÷を先に計算しましょう。

にかけるろくたすろくひくさん

答え

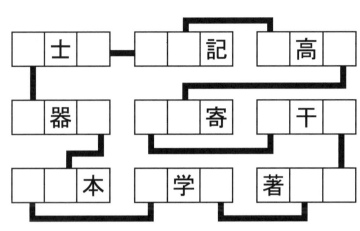

候補

名 者 若 武 文
道 庫 中 年

基礎トレ

意味と合う四字熟語の読みを書きましょう

① 理 路 整 然
文章や話が、秩序立てた論理で展開されているさま。

② 一 期 一 会
一生に一度だけの機会。生涯に一度限りであること。

● 008日目／答え

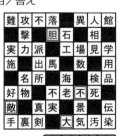

四字熟語 大 胆 不 敵

言葉クイズ／答え 3×3＋7＋2＝18
基礎トレ／答え ①ぎゅういんばしょく
②めんきょかいでん

バラバラ漢字

漢字をバラバラに分けて、順序を入れ替えました。パーツを正しく並べて、意味の通る三字熟語を答えてください。

言葉クイズ

なぞなぞです。
ハチは一度にどれくらいの距離を飛べる？

答え

例　宴会

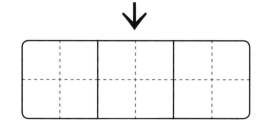

↓

（解答欄）

ナゾトレ・仲間をさがせ

学習日 ／ 月 日

「☀」という共通点にしたがって、言葉を集めました。
では、①～③で共通点を満たす「仲間」はどれでしょう？

言葉クイズ

共通の音になる言葉は何でしょう？
一番上　考え直す　明かり取り

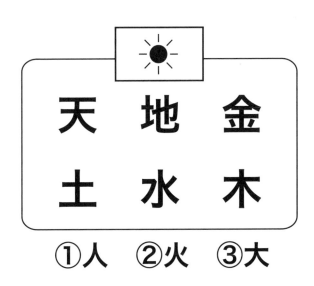

① 人　② 火　③ 大

ヒント／☀は、太陽です

答え

仲間

●010日目／答え

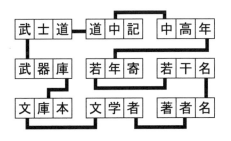

基礎トレ

意味と合う四字熟語の読みを書きましょう

① 台 風 一 過
大騒動がおさまって、一気に静けさを取り戻すこと。

② 宣 戦 布 告
相手国に対して、戦争を宣言して公布すること。

言葉クイズ／答え　2×6＋6-3＝15
基礎トレ／答え　①りろせいぜん
　　　　　　　　②いちごいちえ

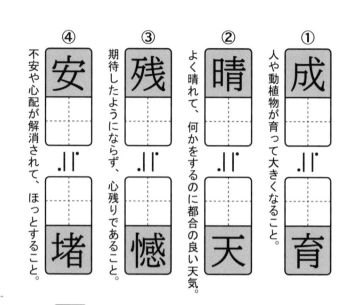

013日目 言葉学習 同義語

違う言葉なのに意味がほぼ同じ言葉の関係を「同義語」といいます。「候補」をマスに当てはめて、「同義語」になるようにしてください。

言葉クイズ

共通の音になる言葉は何でしょう？

その他　思いがけない　なきがら

答え

④

安
↓
堵

不安や心配が解消されて、ほっとすること。

③

残
↓
憾

期待したようにならず、心残りであること。

②

晴
↓
天

よく晴れて、何かをするのに都合の良い天気。

①

成
↓
育

人や動植物が育って大きくなること。

候補

遺	好	心	長
発	天	念	安

基礎トレ 意味と合う四字熟語の漢字を書きましょう

① き　めん　ぶっ　しん

□□ 仏心

表面は怖そうだが、内心はとてもやさしいこと。また、そのような人。

② き　しょう　てん　けつ

起承 □□

漢詩の四句からなる絶句における構成法の1つ。物事の順序、展開のしかた。

●011日目／答え

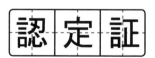

認定証

言葉クイズ／答え　8マイル＝ハチ・参る
基礎トレ／答え　①火中之栗　②古今東西

014日目 言葉パズル ジグソークロス

カタカナが書かれた5つの部品を、5×5の枠に詰め込んで、クロスワードを作ってください。部品は枠からはみ出したり、重なってはいけません。きっちり部品を詰め込んだときに、二重枠のカタカナを上から読んでできる言葉を、下のマスに書いてみましょう。

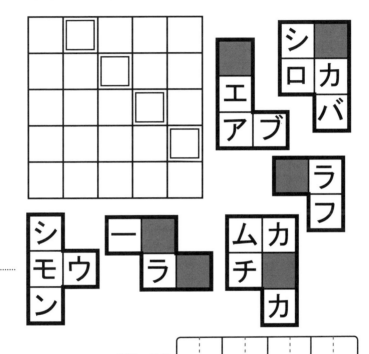

二重枠の言葉

言葉クイズ

共通の音になる言葉は何でしょう？

チャンス　不可思議　からくり

答え

●012日目／答え
「①火→火星」が仲間です。
☀は太陽で、漢字は太陽系の惑星の最初の文字です。天王星、地球、金星、土星、水星、木星です。②の火が「火星」になります。

言葉クイズ／答え **サイコウ**（最高、再考、採光）
基礎トレ／答え ①たいふういっか
②せんせんふこく

015日目

学習日　月　日

漢字パズル　漢字部首たし算

例と同じ要領で、漢字の部分をうまく組み合わせて、二字熟語を作ってください。

例　土＋原＋心＋頁＝志願

① 欠＋木＋谷＋示＋木
＝□□

② 正＋心＋言＋刃＋言
＝□□

言葉クイズ

なぞなぞです。
コーヒーカップの取っ手は
どちら側に付いている？

答え

基礎トレ　意味と合う四字熟語の漢字を書きましょう

① 机（き）上（じょうの）□（くう）□（ろん）
頭で考えただけで、理屈は通っているが実際には役に立たない議論や計画。

② 老（ろう）若（にゃく）□（なん）□（にょ）
老いも若きも、男も女も。あらゆる人々。万人。

●013日目／答え

④	③	②	①
安	残	晴	成
心	念	天	長
॥	॥	॥	॥
安	遺	好	発
堵	憾	天	育

言葉クイズ／答え　イガイ（以外、意外、遺骸）
基礎トレ／答え　①鬼面仏心　②起承転結

学習日　／月　日

枠の中に四字熟語を詰め込みました。その中の1つを太い枠で囲みました。同じ要領で、4つのマスを連続させて、四字熟語を囲んでください。最後に連続しない4つのマスが残ります。その漢字で四字熟語を考えて、下にあるマスに書いてみましょう。

言葉クイズ

共通の音になる言葉は何でしょう？
カビやキノコ　眼鏡がいる　しちゃダメ

答え

礼	長	深	生	思	象	万	羅
無	考	味	転	廻	人	畜	森
勲	愍	意	師	輪	勇	無	害
黙	胆	大	教	果	猛	息	災
敵	不	反	面	敢	無	病	沈

四字熟語 ☐☐☐☐

基礎トレ

意味と合う四字熟語の読みを書きましょう

① 四 苦 八 苦
非常に苦労すること。大変な苦しみ。

② 不 平 不 満
ある物事や状態に対して、心持ちが穏やかでなく満ち足りないさま。

●014日目／答え

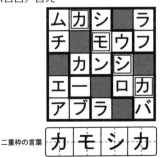

二重枠の言葉　カ モ シ カ

27

学習日　　月／日

マス目には同じ読み「こうせい」になる二字熟語が入ります。言葉の意味をヒントに「候補」の漢字をマス目に当てはめて、5つの二字熟語を書き分けてください。

言葉クイズ

共通の音になる言葉は何でしょう？

五輪の炎　真夏　良い結果

こうせい

⇓ 自分たちの生きている時代のあとに来る時代。

⇓ 人々の生活を健康で豊かなものにすること。

⇓ 改めて正しくすること。まちがいを直すこと。

⇓ 敵に対し積極的に攻撃をしかけること。

⇓ 公平で偏っていないこと。

答え

候補

公	正	厚	勢	更
世	生	後	正	攻

基礎トレ

意味と合う四字熟語の漢字を書きましょう

りん　ね　てん　せい
① 輪　廻　□□　□□

人が生まれ変わり、死に変わりし続けること。

まん　しん　そう　い
② □□　□□　創　痍

体じゅうが傷だらけの様子。また、ひどく非難されて痛めつけられること。

●015日目／答え

①の二字熟語

禁欲

②の二字熟語

認証

言葉クイズ／答え **外側**
基礎トレ／答え ①机上空論　②老若男女

学習日　月／日

例と同じ要領で、①〜⑤のすべてが、慣用句になるように、線で結んでください。

言葉クイズ

共通の音になる言葉は何でしょう？

困り果てる　並んでいく　交差しない

答え

例　愛 ●—● 想 —がつきる

① 本 ●　● 星　をはなつ

② 目 ●　● 歌　をいれる

③ 異 ●　● 彩　をひらく

④ 門 ●　● 腰　をつける

⑤ 凱 ●　● 戸　をあげる

●016日目／答え

礼	長	深	生	思	象	万	羅
無	考	味	転	廻	人	畜	森
勧	懲	意	師	輪	勇	無	害
黙	胆	大	教	果	猛	息	災
敵	不	反	面	敢	無	病	沈

四字熟語　沈 思 黙 考

言葉クイズ／答え　キンシ（菌糸、近視、禁止）
基礎トレ／答え　①しくはっく
　　　　　　　　②ふへいふまん

言葉学習 難読しりとりループ。

9つの二字熟語のうち、8つは「読み」でしりとりが成り立ちます。では、しりとりに入れない二字熟語はどれでしょう。下の枠に書いてください。

言葉クイズ

なぞなぞです。
古雑誌を古紙回収に出すよ。
沖縄と北海道、縄を使うのはどちら？

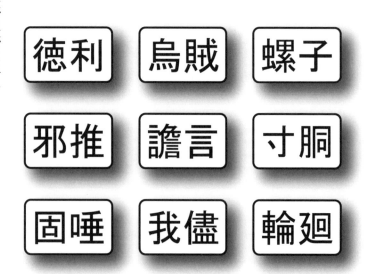

徳利　烏賊　螺子
邪推　讒言　寸胴
固唾　我儘　輪廻

答え

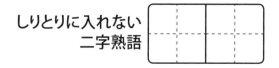

しりとりに入れない
二字熟語

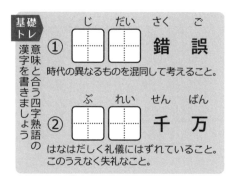

基礎トレ
意味と合う四字熟語の漢字を書きましょう

① じ だい さく ご ／ 錯誤
時代の異なるものを混同して考えること。

② ぶ れい せん ばん ／ 千万
はなはだしく礼儀にはずれていること。このうえなく失礼なこと。

●017日目／答え

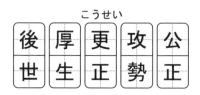

こうせい
後世　厚生　更正　攻勢　公正

言葉クイズ／答え **セイカ**（聖火、盛夏、成果）
基礎トレ／答え ①輪廻転生　②満身創痍

020日目 言葉パズル ノーヒントクロス

まったくヒントのないクロスワードです。言葉のつながりだけをたよりにして、候補の言葉を、5×5の枠に詰め込んで、クロスワードを作ってください。さらに、二重枠のカタカナを上から読んでできる言葉を、下のマスに書いてみましょう。

【言葉クイズ】

次のうち、直径が一番大きな硬貨は？

① 十円玉 ② 五十円玉 ③ 百円玉

答え

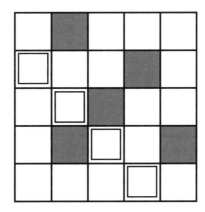

候補

ジツ　イクラ　ヨイツパリ　クチ
リラツクス　ツチ　コク　コヤク
ドール　ジヤ　ドラ　ルツク

二重枠の言葉

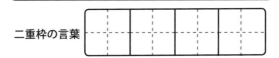

【基礎トレ】意味と合う四字熟語の読みを書きましょう

① 薄 利 多 売
商品の利益を少なくして大量に売り、全体として利益が上がるようにすること。

② 得 意 満 面
事が思いどおりに運び、誇らしさが顔全体に表れるさま。

● 018日目／答え
①本－腰－をいれる
②目－星－をつける
③異－彩－をはなつ
④門－戸－をひらく
⑤凱－歌－をあげる

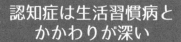

横井教授がおススメする
脳の若さを保つ生活習慣

認知症は生活習慣病とかかわりが深い

認知症発症のメカニズムは分かっていないことも多いのですが、近年の研究では、糖尿病や高血圧、脂質異常症、脳梗塞、頭部外傷、喫煙、うつ病、難聴などが認知症へつながるリスクが高いといわれています。

まずは食生活を正しましょう

カロリーの摂りすぎや野菜不足、偏った食生活の影響が認知機能の低下を早めるので、あなたの食生活を見直してみましょう。それは脳の若さを保つ第一歩であると同時に、健康に長生きできる基礎となります。

脂がおいしい魚を食べる

脳の認知機能維持に不可欠なオメガ3（DHA、EPA、αリノレン酸）は体内で作られないため、食品からの摂取が必須。まぐろのほか、さんまやぶり、さばや鮭など、"脂がおいしい"魚に多く含まれます。

思い出して書いてみましょう

最近、感動した言葉

最近、読んだ本観た映画

●019日目／答え
しりとりに入れない二字熟語

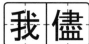 わがまま

しりとりは次のようになります。
烏賊（いか）→固唾（かたず）→寸胴（ずんどう）→諺言（うわごと）→徳利（とっくり）→輪廻（りんね）→螺子（ねじ）→邪推（じゃすい）→

言葉クイズ／答え　北海道　しばれる
基礎トレ／答え　①時代錯誤　②無礼千万

021 日目

漢字パズル 四字熟語見つけた！

学習日 ／ 月 日

「候補」をマスに当てはめて、4つの四字熟語を作ってください。さらに、使わずに「候補」に残った漢字で、三字熟語を作って、下にあるマスに書いてみましょう。

言葉クイズ

① 将棋盤は何マス×何マスでできている？
② 8×8
③ 9×9
④ 10×10

答え

西			
高			
	東	低	

候補

南 身 頭 馬 耳 気 風 戦
眼 天 図 手 平 低 争

三字熟語

基礎トレ

意味と合う四字熟語の読みを書きましょう

① 天 下 一 品

世の中に並ぶものがないほどすぐれていることやもの、またそのさま。

② 絶 体 絶 命

物事のあとさきも分からなくなるくらいに正常な意識を失うこと。

●020日目／答え

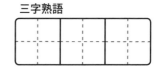

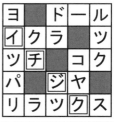

二重枠の言葉 イ チ ジ ク

言葉クイズ／答え ①十円玉
基礎トレ／答え ①はくりたばい
②とくいまんめん

33

022

日目 **漢字パズル** **漢字イラスト**

学習日 　月　／　日

漢字を使って絵を描いてみました。何を表しているのでしょうか？

言葉クイズ

次のうち、清少納言が書いた随筆は？
① 更級日記　② 徒然草　③ 枕草子

答え ……………

答え ┌─────────────────┐
　　　└─────────────────┘

基礎トレ

意味と合う四字熟語の漢字を書きましょう

① てん　しん　らん　まん
　□□　□□　爛　漫
飾らず自然のままの姿があふれ出ているさま。

② し　めん　そ　か
　□□　□□　楚　歌
周囲がすべて敵や反対者で、まったく孤立して、助けや味方がいないこと。

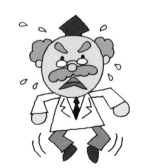

「候補」の三字熟語で、熟語同士が重なりつながるスケルトンを作ってください。さらに、二重枠の漢字で三字熟語を考えて、下にあるマスに書いてみましょう。

言葉クイズ

① 忠犬ハチ公は何犬？
① 土佐犬　② 紀州犬　③ 秋田犬

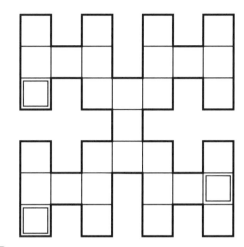

答え

候補

優越感	動物園	即戦力	手裏剣	物理学
未解決	無感動	失楽園	準優勝	大学生
楽屋裏	解答集	一回戦	大集合	生一本

答え

三字熟語

基礎トレ

意味と合う四字熟語の読みを書きましょう

① 陣 中 見 舞

忙しく働いている人をたずね、慰労すること。

② 我 田 引 水

他人のことを考えず、自分に都合がいいように言ったり行動したりすること。

●021日目／答え

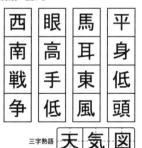

西	眼	馬	平
南	高	耳	身
戦	手	東	低
争	低	風	頭

三字熟語　天 気 図

言葉クイズ／答え ② 9×9
基礎トレ／答え ①てんかいっぴん
②ぜったいぜつめい

35

学習日　月／日

矢印の方向に読むと二字熟語ができるように、中央のマスに漢字を当てはめてください。当てはめた漢字は二字熟語になっています。二字熟語を下のマスに書いてみましょう。

言葉クイズ

① 水戸黄門で知られる人物の本当の名前は？
① 徳川吉宗　② 徳川光圀　③ 徳川綱吉

答え

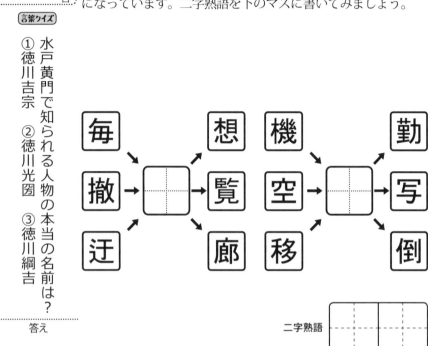

想　機　勤

毎　撤　迂　→　覧　→　機　空　移　→　写

廊　倒

二字熟語

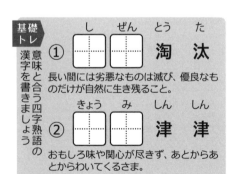

基礎トレ　意味と合う四字熟語の漢字を書きましょう

① □□ 淘汰
し ぜん とう た
長い間には劣悪なものは滅び、優良なものだけが自然に生き残ること。

② □□ 津津
きょう み しん しん
おもしろ味や関心が尽きず、あとからあとからわいてくるさま。

●022日目／答え

櫛（くし）

言葉クイズ／答え ③枕草子
基礎トレ／答え ①天真爛漫　②四面楚歌

パズル面のすべてのマスを、「候補」の言葉で埋めましょう。一文字目を、パズル面の同じ番号のマスに入れ、タテかヨコの隣接するマスを進んで埋めてください。ただし、他の言葉にある同じ文字とはマスを共通できます。

言葉クイズ

なぞなぞです。
エビ係長とタコ係長、
失敗をして平社員になるのはどちら？

答え

1		2			3
	4				
		5		6	7
			8		
		9		10	11
12					

候補

①電子出版　②山紫水明　③公明正大

④調査活動　⑤一本調子　⑥四十八手

⑦正四面体　⑧内容見本　⑨美化運動

⑩八方美人　⑪約束手形　⑫博多人形

基礎トレ

意味と合う四字熟語の読みを書きましょう

① 時 期 尚 早

その事を実行するには、まだ時が早過ぎること。また、そのさま。

② 温 故 知 新

昔の事柄を調べて、新たな道理や知識を見い出し自分のものとすること。

●023日目／答え

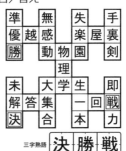

準	無		失		手
優	越	感	楽	屋	裏
勝		動	物	園	剣
			理		
未		大	学	生	即
解	答	集		一	回	戦
決		合		本		力

三字熟語　決 勝 戦

言葉クイズ／答え ③秋田犬
基礎トレ／答え ①じんちゅうみまい
　　　　　　　②がでんいんすい

意味がまったく逆になる言葉の関係を「反対語」といいます。候補の漢字をマスに当てはめて、それぞれ「反対語」になるようにしてください。

【言葉クイズ】

共通の音になる言葉は何でしょう？

皆の意見　違いがある　新しい考え

答え

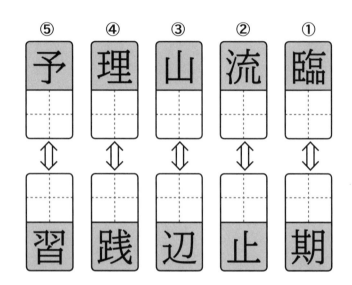

⑤予 ⇕ 習
④理 ⇕ 践
③山 ⇕ 辺
②流 ⇕ 止
①臨 ⇕ 期

【候補】

時　静　定　転　辺
実　習　海　論　復

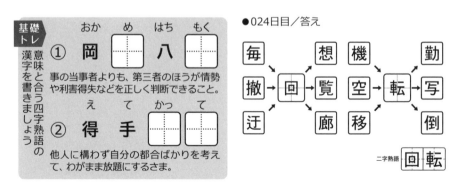

【基礎トレ】

意味と合う四字熟語の漢字を書きましょう

① 岡　八
　おか　め　はち　もく

事の当事者よりも、第三者のほうが情勢や利害得失などを正しく判断できること。

② 得　手
　え　て　かって　て

他人に構わず自分の都合ばかりを考えて、わがまま放題にするさま。

●024日目／答え

毎 → 想　機 → 勤
撤 → 回 → 覧　空 → 転 → 写
迂 → 廊　移 → 倒

二字熟語 回転

言葉クイズ／答え ②徳川光圀
基礎トレ／答え ①自然淘汰　②興味津津

「ある」の言葉は、共通の法則にしたがっています。
その法則は何でしょうか？　見抜いて答えてください。

学習日　／月　日

言葉クイズ

共通の音になる言葉は何でしょう？
お山のボス　昭和以前　グランプリ

答え

ある	なし
とんねる トンネル	だむ ダム
ますく マスク	かめん 仮面
ふらい フライ	からあげ 唐揚げ
ふぉーく フォーク	ないふ ナイフ
だいやもんど ダイヤモンド	るびー ルビー

ヒント／「ある」は何かのスポーツで使う言葉です

答え
「ある」に
共通する法則

基礎トレ

意味と合う四字熟語の読みを書きましょう

① 悪戦苦闘
非常な困難の中で、苦しみながら一心に努力をすること。

② 相思相愛
互いに慕い合い、愛し合っていること。

●025日目／答え

電¹	子	出	山²	紫	公³
査	調⁴	版	体	水	明
活	本	一⁵	面	四⁶	正⁷
動	見	容	内⁸	十	大
運	化	美⁹	方	八¹⁰	約¹¹
博¹²	多	人	形	手	束

言葉クイズ／答え　エビ係長　甲殻類＝降格・類
基礎トレ／答え　①じきしょうそう
②おんこちしん

39

漢字パズル　漢字詰めクロスワード

「候補」の漢字をマスに当てはめて、熟語が重なりつながるクロスワードを作ってください。さらに、二重枠の漢字で四字熟語を考えて、下にあるマスに書いてみましょう。

言葉クイズ

共通の音になる言葉は何でしょう？

広場　うしろだて　レクチャー

答え

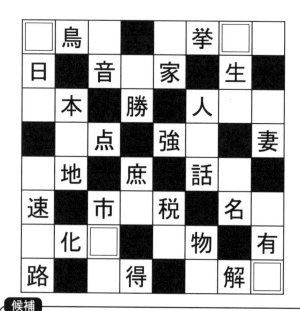

候補

愛 足 一 拠 金 高 者 所 所 情 千 題
手 得 道 民 役 楽 理 両 類

四字熟語

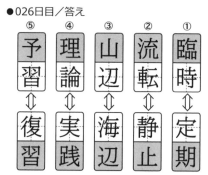

基礎トレ

意味と合う四字熟語の漢字を書きましょう

① □いん □が 応報 おう ほう
良い行いをすれば良い報いがあり、悪い行いをすれば悪い報いがあるということ。

② 森羅 しん ら □ばん □しょう
天地間に存在する、数限りないすべてのもの（万物）や事象。

●026日目／答え

⑤ 予習 ⇔ 復習
④ 理論 ⇔ 実践
③ 山辺 ⇔ 海辺
② 流転 ⇔ 静止
① 臨時 ⇔ 定期

言葉クイズ／答え　ソウイ（総意、相違、創意）
基礎トレ／答え　①岡目八目　②得手勝手

学習日　月　日

　　　太い下線の言葉は、会話の中で使われている「カタカナ語（外来語）」です。それを日本語に置き換えました。その日本語を漢字で書いてください。

言葉クイズ

なぞなぞです。
天丼から「てん」を取ったら、何になる？

答え

① インパクトの強い発言。

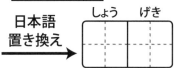

日本語置き換え　→　| しょう | げき |
|---|---|

② クライアントの要望。

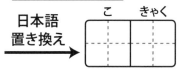

日本語置き換え　→　| こ | きゃく |
|---|---|

③ 迅速なデリバリーのピザ店。

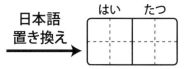

日本語置き換え　→　| はい | たつ |
|---|---|

④ インバウンドの製品爆買い。

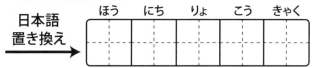

日本語置き換え　→　| ほう | にち | りょ | こう | きゃく |
|---|---|---|---|---|

基礎トレ

意味と合う四字熟語の読みを書きましょう

① 千　両　役　者
ここ一番というときに、見事な活躍をする人のこと。

② 神　出　鬼　没
自由自在に素早く現れたり、隠れたりすること。

●027日目／答え
「ある」の言葉は野球用語です。
「トンネル→球を後逸」「マスク→捕手が付ける」「フライ→あがった球」「フォーク→変化球」「ダイヤモンド→内野」です。

言葉クイズ／答え　タイショウ（大将、大正、大賞）
基礎トレ／答え　①あくせんくとう
　　　　　　　　②そうしそうあい

「候補」の漢字をマスに当てはめて、15の三字熟語を作ってください。そのとき、太い線でつながれた2つのマスには、同じ漢字を入れてください。

言葉クイズ

共通の音になる言葉は何でしょう？
アンサー　ルパン　とかして戻す

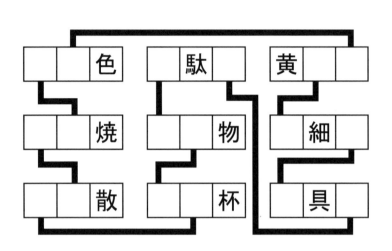

色　駄　黄
焼　物　細
散　杯　具

答え

候補

箱　虫　目　下　手
玉　一　金　工

基礎トレ

意味と合う四字熟語の漢字を書きましょう

① てつ　とう　てつ　び
徹　□　徹　□

最初から最後まで。終始。また、あくまで。けっして。

② せん　ざい　いち　ぐう
□　載　□　遇

滅多に訪れそうもない機会。二度と来ないかもしれないほど恵まれた状態。

●028日目／答え

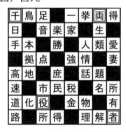

千	鳥	足		一	挙	両	得
日		音	楽	家		生	
手	本		勝		人	類	愛
	拠	点		強	情		妻
高	地		庶		話	題	
速		市	民	税		名	所
道	化	役		金	物		有
路		所	得		理	解	者

四字熟語　千両役者

言葉クイズ／答え　コウエン（公園、後援、講演）
基礎トレ／答え　①因果応報　②森羅万象

漢字パズル　バラバラ漢字

漢字をバラバラに分けて、順序を入れ替えました。パーツを正しく並べて、意味の通る三字熟語を答えてください。

言葉クイズ

共通の音になる言葉は何でしょう？

里帰り　変な声　すでに存在

例　昚安→宴会

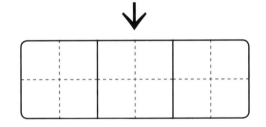

↓

答え

基礎トレ

意味と合う四字熟語の読みを書きましょう

① 正 真 正 銘
まったくうそ偽りがないこと。偽りのない本物であること。

② 賛 否 両 論
賛成意見と反対意見の2つがあること、またその2つのそれぞれの意見のこと。

●029日目／答え
①インパクト＝衝撃
②クライアント＝顧客
③デリバリー＝配達
④インバウンド＝訪日旅行客

言葉クイズ／答え　天井＝てんじょう
基礎トレ／答え ①せんりょうやくしゃ
②しんしゅつきぼつ

学習日 ／ 月 日

ある共通点にしたがって、言葉を集めました。しかしこの中に、共通点を満たさない「仲間はずれ」が1つあります。それはどれでしょう？

言葉クイズ

共通の音になる言葉は何でしょう？

受け継ぐ　傷は浅い　うやまう語

黄	黒	紅
北	緑	日本

ヒント／〇は広いな、大きいなぁ〜

答え

仲間はずれ

基礎トレ

意味と合う四字熟語の漢字を書きましょう

① しん ろう しん く
辛　辛

辛い目にあって、非常に苦労すること。

② しん とう めっ きゃく
滅　却

困難な状況にあっても、超越した境地にあれば、苦しくないということ。

●030日目／答え

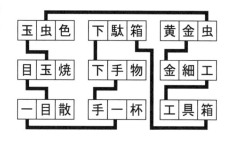

玉	虫	色
目	玉	焼
一	目	散

下	駄	箱
下	手	物
手	一	杯

黄	金	虫
金	細	工
工	具	箱

言葉クイズ／答え **カイトウ**（解答、怪盗、解凍）
基礎トレ／答え ①徹頭徹尾　②千載一遇

違う言葉なのに意味がほぼ同じ言葉の関係を「同義語」といいます。「候補」をマスに当てはめて、「同義語」になるようにしてください。

言葉クイズ

なぞなぞです。
馬と牛が料理の腕を競っています。
勝ったのはどちら？

答え

④
危 ⇅ 騒
良くない事が起きそうな感じがすること。

③
裕 ⇅ 裕
財産や収入がゆたかで生活に余裕があること。

②
転 ⇅ 越
今までの居住地を出て他の土地に移ること。

①
応 ⇅ 客
相手になって、受け答えすること。

候補

物　対　接　富
出　引　福　険

基礎トレ

意味と合う四字熟語の読みを書きましょう

① 小 春 日 和
冬の初めの時期の、春のように暖かい気候のこと。

② 急 転 直 下
物事の事態や情勢が突然に変化して、解決・結末に向かうこと。

● 031日目／答え

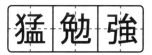

猛 勉 強

034 日目 言葉パズル ジグソークロス

学習日 月 日

カタカナが書かれた5つの部品を、5×5の枠に詰め込んで、クロスワードを作ってください。部品は枠からはみ出したり、重なってはいけません。きっちり部品を詰め込んだときに、二重枠のカタカナを上から読んでできる言葉を、下のマスに書いてみましょう。

言葉クイズ

ひらがなで書かれた計算式の答えは？
＋－より×÷を先に計算しましょう。

よんかけるはちひくごたすなな

答え

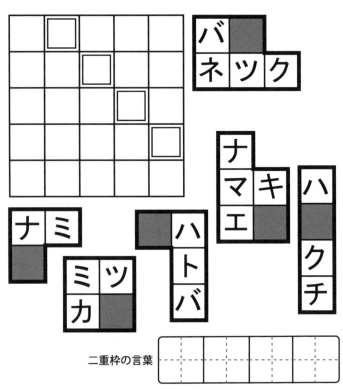

二重枠の言葉

●032日目／答え

「緑」が仲間はずれです。それ以外は、漢字の後ろに海を付けて「海の名前」になります。黄海、黒海、紅海、北海、日本海です。緑海はありません。

基礎トレ 意味と合う四字熟語の漢字を書きましょう

① ［しゅん］＋愁［しゅう］＋思［し］
春の日にふと感じる物悲しさと、秋にふと感じる寂しい思い。

② 疾風［しっ］［ぷう］＋［じん］＋［らい］
素早く激しいさま。速い風と激しい雷の意から。

言葉クイズ／答え ケイショウ（継承、軽傷、敬称）
基礎トレ／答え ①辛労辛苦　②心頭滅却

46

035 日目

漢字パズル 漢字部首たし算

例と同じ要領で、漢字の部分をうまく組み合わせて、二字熟語を作ってください。

学習日 月 日

言葉クイズ

ひらがなで書かれた計算式の答えは？
＋－より×÷を先に計算しましょう。

ななかけるごたすごかけるご

答え

例 士+原+心+頁＝ 志 願

① 立+音+日+日+門
＝ ☐☐

② 日+里+反+一+貝
＝ ☐☐

基礎トレ

意味と合う四字熟語の読みを書きましょう

① 大 胆 不 敵

度胸がすわっていて、まったく恐れないこと。また、そのさま。

② 全 知 全 能

知らないことは1つもなく、できないことは何もないということ。

●033日目／答え

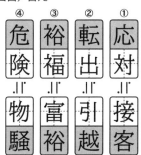

④ 危険 ≒ 物騒
③ 裕福 ≒ 富裕
② 転出 ≒ 引越
① 応対 ≒ 接客

言葉クイズ／答え 馬・勝った＝美味かった
基礎トレ／答え ①こはるびより
②きゅうてんちょっか

47

枠の中に四字熟語を詰め込みました。その中の1つを太い枠で囲みました。同じ要領で、4つのマスを連続させて、四字熟語を囲んでください。最後に連続しない4つのマスが残ります。その漢字で四字熟語を考えて、下にあるマスに書いてみましょう。

言葉クイズ

ひらがなで書かれた計算式の答えは？
＋－より×÷を先に計算しましょう。

なな たす きゅう かける に たす なな

自	売	多	利	薄	合	集	散
給	自	風	東	耳	離	者	和
菜	足	行	愛	馬	衷	折	洋
一	汁	思	相	武	胆	嘗	薪
修	一	相	穴	同	老	偕	臥

答え

四字熟語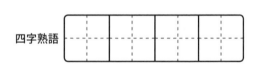

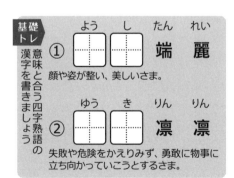

基礎トレ 意味と合う四字熟語の漢字を書きましょう

① よう し たん れい □□ 端麗
顔や姿が整い、美しいさま。

② ゆう き りん りん □□ 凛凛
失敗や危険をかえりみず、勇敢に物事に立ち向かっていこうとするさま。

●034日目／答え

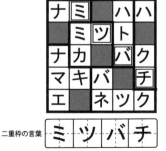

二重枠の言葉　ミツバチ

言葉クイズ／答え　4×8−5＋7＝34
基礎トレ／答え　①春愁秋思　②疾風迅雷

同じ読み・違う漢字と意味

ひらがなは漢字の読みです。「候補」の漢字をマスに当てはめて、同じ読みで違う意味になる二字熟語を、2つずつ作ってください。「候補」には、使わない漢字が2つ含まれています。

言葉クイズ

ひらがなで書かれた計算式の答えは？＋－より×÷を先に計算しましょう。

いちたすにかけるごわるに

答え

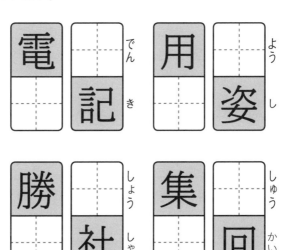

電　記　でん　き

用　姿　よう　し

勝　社　しょう　しゃ

集　回　しゅう　かい

候補

紙　商　会　容　紀
伝　証　者　気　周

基礎トレ
意味と合う四字熟語の読みを書きましょう

① 良　妻　賢　母
夫に対しては良い妻であり、子供に対しては養育に励む賢い母であること。

② 意　思　表　示
心で思っていることを、他人にわかるように明らかにすること。

●035日目／答え

①の二字熟語
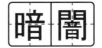

暗　闇

②の二字熟語
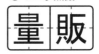

量　販

言葉クイズ／答え　7×5＋5×5＝60
基礎トレ／答え ①だいたんふてき
　　　　　　　②ぜんちぜんのう

学習日　月／日

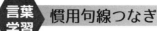

言葉学習　慣用句線つなぎ

例と同じ要領で、①〜⑤のすべてが、慣用句になるように、線で結んでください。

例　愛●——想●——がつきる

① 算●——●者●——●をたたく

② 軽●——●盤●——●をつける

③ 役●——●口●——●をはじく

④ 十●——●体●——●がそろう

⑤ 勿●——●指●——●にあまる

言葉クイズ

ひらがなで書かれた計算式の答えは？
＋－より×÷を先に計算しましょう。

ななかけるななたすごひくろく

答え

●036日目／答え

自	売	多	利	薄	合	集	散
給	自	風	東	耳	離	者	和
菜	足	行	愛	馬	衷	折	洋
一	汁	思	相	武	胆	嘗	薪
修	一	相	穴	同	老	借	臥

四字熟語　武 者 修 行

基礎トレ

意味と合う四字熟語の漢字を書きましょう

① 平穏　へい おん ぶ じ
変わったこともなく穏やかなさま。

② ふ か し ぎ　思議
物事の奥底が深く、よく理解できず、言葉でも的確に表現できないさま。

言葉クイズ／答え　７＋９×２＋７＝３２
基礎トレ／答え　①容姿端麗　②勇気凛凛

039日目

言葉学習 難読しりとりループ

学習日 ／ 月 日

9つの二字熟語のうち、8つは「読み」でしりとりが成り立ちます。では、しりとりに入れない二字熟語はどれでしょう。下の枠に書いてください。

言葉クイズ

なぞなぞです。
胃薬と目薬、この日の特売品はどちら？

答え

魚籠	闘鶏	竜頭
図会	傀儡	干支
悪阻	梯子	漁火

しりとりに入れない
二字熟語

●037日目／答え

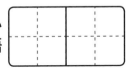

| 電気 | 伝記（でんき） | 用紙 | 容姿（ようし） |
| 勝者 | 商社（しょうしゃ） | 集会 | 周回（しゅうかい） |

基礎トレ
意味と合う四字熟語の読みを書きましょう

① 天 下 無 敵
この世にかなうものがいないほど強い、あるいはすぐれていること。

② 大 器 小 用
すぐれた才能の持ち主でありながら、低い地位にしか用いられないこと。

言葉クイズ／答え 1＋2×5÷2＝6
基礎トレ／答え ①りょうさいけんぼ
　　　　　　　②いしひょうじ

51

040日目 言葉パズル ノーヒントクロス

まったくヒントのないクロスワードです。言葉のつながりだけをたよりにして、候補の言葉を、5×5の枠に詰め込んで、クロスワードを作ってください。さらに、二重枠のカタカナを上から読んでできる言葉を、下のマスに書いてみましょう。

言葉クイズ

共通の音になる言葉は何でしょう？

妊婦担当　加わる　たたえる歌

答え

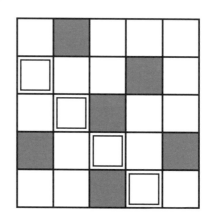

候補

イゴ　ハタケ　クク　コハク　マケ
ビンゴ　アゴ　アクイ　マナビ
シサク　バー　タクシー

二重枠の言葉

基礎トレ 意味と合う四字熟語の漢字を書きましょう

① 罵詈 □□ □□
ば　り　ぞう　ごん

きたない言葉で、悪口を並べ立ててののしること。また、その言葉。

② 猪突 □□ □□
ちょ　とつ　もう　しん

目標に対して、向こう見ずに突き進むこと。

● 038日目／答え
① 算－盤－をはじく
② 軽－口－をたたく
③ 役－者－がそろう
④ 十－指－にあまる
⑤ 勿－体－をつける

言葉クイズ／答え　7×7＋5-6＝48
基礎トレ／答え　①平穏無事　②不可思議

横井教授がおススメする
脳の若さを保つ生活習慣

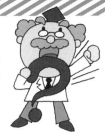

有酸素運動で
はつらつ

酸素を取り込みながら行う有酸素運動は、心肺機能の改善や脳への刺激、骨の強化、ストレスの緩和・発散などが期待できます。ウォーキング、ジョギング、水泳、ヨガ、エアロバイク、エアロビクスなどが実例です。

2つのことを
同時にこなす

有酸素運動と認知の刺激を同時に行う「二重課題（＝デュアル・タスク）」は、認知症予防に効果的です。ウォーキングしながら計算（暗算）をする、しりとり遊びをするなど、組み合わせて行ってみましょう。

簡単にできる
運動を身に付ける

自宅でできる簡単な運動を身に付けておきましょう。例えば、空いた時間に5分ほどのつま先立ちや片足立ち、スクワットなどの運動もおすすめ。立った位置で左右の膝を交互に上げ下げする「その場駆け足」も効果的。暮らしに取り入れてみましょう。

思い出して書いてみましょう

最近、興味を
持っているスポーツ

最近、興味を
持っているドラマ

●039日目／答え
**しりとりに入れない
二字熟語**

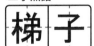 はしご

しりとりは次のようになります。
漁火（いさりび）→魚籠（びく）→傀儡（くぐつ）→悪阻（つわり）→竜頭（りゅうず）→図会（ずえ）→干支（えと）→闘鶏（とうけい）→

言葉クイズ／答え **目薬　目玉商品**
基礎トレ／答え ①てんかむてき
　　　　　　　②たいきしょうよう

「候補」をマスに当てはめて、4つの四字熟語を作ってください。さらに、使わずに「候補」に残った漢字で、三字熟語を作って、下にあるマスに書いてみましょう。

言葉クイズ

共通の音になる言葉は何でしょう？
もの知らず　叩く道具　はじ知らず

答え

	陽	光	
太			
			線

候補

塗 対 郎 車 復 浦 天 下
島 発 一 来 料 向 炎

三字熟語

基礎トレ

意味と合う四字熟語の漢字を書きましょう

① 破 顔 [は][がん][いっ][しょう]

にっこり笑うこと。

② 二 束 [に][そく][さん][もん]

売値が非常に安いこと。いくら売っても、もうけが出ないほどの安値で売ること。

●040日目／答え

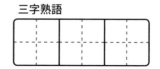

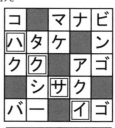

二重枠の言葉 ハクサイ

言葉クイズ／答え サンカ（産科、参加、賛歌）
基礎トレ／答え ①罵詈雑言　②猪突猛進

漢字を使って絵を描いてみました。何を表しているのでしょうか？

言葉クイズ

共通の音になる言葉は何でしょう？

使いこなす　肉を刺す　ヘアケア用

答え

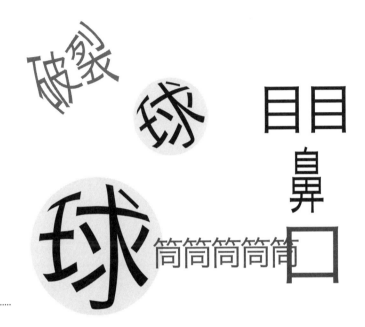

答え

55

「候補」の三字熟語で、熟語同士が重なりつながるスケルトンを作ってください。さらに、二重枠の漢字で三字熟語を考えて、下にあるマスに書いてみましょう。

言葉クイズ

なぞなぞです。
夜空いっぱいの星、点数を付けたら何点？

答え

候補

下半身　一点物　物真似　砂時計　鉄砲玉
日計表　真夜中　氷砂糖　全速力　一身上
現時点　城下町　速射砲　表現力　御中元

三字熟語

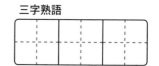

●041日目／答え

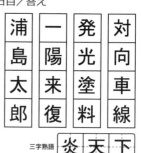

浦	一	発	対
島	陽	光	向
太	来	塗	車
郎	復	料	線

三字熟語　炎　天　下

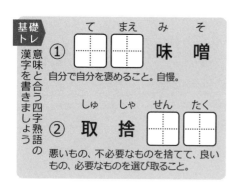

基礎トレ

意味と合う四字熟語の漢字を書きましょう

① て　まえ　み　そ　味　噌
自分で自分を褒めること。自慢。

② しゅ　しゃ　取　捨　せん　たく
悪いもの、不必要なものを捨てて、良いもの、必要なものを選び取ること。

言葉クイズ／答え　ムチ（無知、鞭、無恥）
基礎トレ／答え　①破顔一笑　②二束三文

学習日　／月日

矢印の方向に読むと二字熟語ができるように、中央のマスに漢字を当てはめてください。当てはめた漢字は二字熟語になっています。二字熟語を下のマスに書いてみましょう。

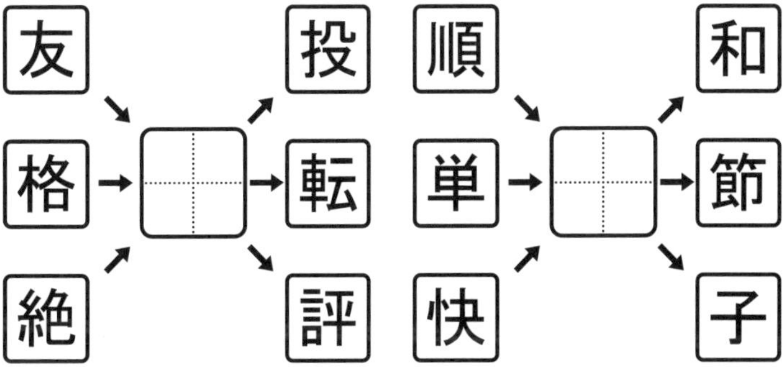

言葉クイズ

共通の音になる言葉は何でしょう？
統一目指せ　責任押し付け　火をつける

答え

友
格　→　□　→　投
絶　　　　　転
　　　　　　評

順
単　→　□　→　和
快　　　　　節
　　　　　　子

二字熟語　□□

●042日目／答え

基礎トレ
意味と合う四字熟語の読みを書きましょう

① 和　洋　折　衷
日本風と西洋風の様式を、程よく取り混ぜること。

② 竜　頭　蛇　尾
初めは勢いが良いが、終わりのほうになると振るわなくなること。

シャボン玉

言葉クイズ／答え　クシ（駆使、串、櫛）
基礎トレ／答え ①せんしばんこう　②ぎょふのり　57

学習日　月／日

言葉パズル　カナオレ

パズル面のすべてのマスを、「候補」の言葉で埋めましょう。一文字目を、パズル面の同じ番号のマスに入れ、タテかヨコの隣接するマスを進んで埋めてください。ただし、他の言葉にある同じ文字とはマスを共通できます。

言葉クイズ

共通の音になる言葉は何でしょう？
ウインター　投げすて　せともの

答え

	1		2	
		3		
4		5		
		6	7	
	8			9
	10		11	12

候補

① ハゲタカ　② ウグイス　③ ペリカン　④ カラス
⑤ フラミンゴ　⑥ ムクドリ　⑦ マガモ
⑧ オウム　⑨ コウノトリ　⑩ ツグミ　⑪ キツツキ
⑫ インコ

基礎トレ

意味と合う四字熟語の漢字を書きましょう

① けん　えん　猿　之　なか
互いの仲が非常に悪いこと。

② 狂　喜　きょう　き　らん　ぶ
思わず小躍りするほど大いに喜ぶこと。

● 043日目／答え

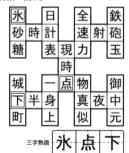

氷	日		全		鉄
砂	時	計	速	射	砲
糖		表	現	力	玉
			時		
城		一	点	物	御
下	半	身		真	夜	中
町		上		似		元

三字熟語　氷　点　下

言葉クイズ／答え　満天＝満点
基礎トレ／答え　①手前味噌　②取捨選択

学習日　月／日

　　意味がまったく逆になる言葉の関係を「反対語」と
いいます。候補の漢字をマスに当てはめて、それぞれ「反対
語」になるようにしてください。

言葉クイズ

共通の音になる言葉は何でしょう？
極めてまれ　朝起きる　お天気具合

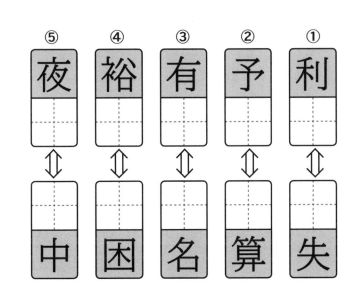

⑤ 夜 ⇅ 中
④ 裕 ⇅ 困
③ 有 ⇅ 名
② 予 ⇅ 算
① 利 ⇅ 失

答え

候補

益　貧　中　損　算
決　名　無　福　日

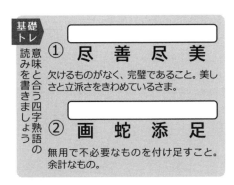

基礎トレ

意味と合う四字熟語の読みを書きましょう

① 尽 善 尽 美

欠けるものがなく、完璧であること。美しさと立派さをきわめているさま。

② 画 蛇 添 足

無用で不必要なものを付け足すこと。余計なもの。

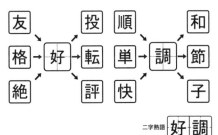

●044日目／答え

友　投　順　　和
格→好→転　単→調→節
絶　評　快　　子

二字熟語 好 調

言葉クイズ／答え テンカ(天下、転嫁、点火)
基礎トレ／答え ①わようせっちゅう
　　　　　　　②りゅうとうだび

59

「ある」の言葉は、共通の法則にしたがっています。
その法則は何でしょうか？ 見抜いて答えてください。

言葉クイズ

共通の音になる言葉は何でしょう？
へり、ふち 和食用 川を渡る

ある	なし
やま 山	かわ 川
てんと テント	とざん 登山
むね 胸	ばすと バスト
いじ 意地	いしあたま 石頭
きって 切手	ゆうびんきょく 郵便局

ヒント／「ある」の後ろに何かが付きます

答え

答え
「ある」に
共通する法則

基礎トレ
意味と合う四字熟語の漢字を書きましょう

① かん たん めい りょう
□□ 明瞭
物事や表現がやさしく、はっきりしてわかりやすいさま。

② もろ は の つるぎ
両□之□
有用な物、便利な物も使い方を誤れば、大変危険なものになることのたとえ。

●045日目／答え

ゲ	ハ¹	グ	ウ²	カ	ン
タ	ス	イ	ペ³	リ	ト
カ⁴	ラ	フ⁵	ク	ド	ノ
ン	ミ	ウ	ム⁶	マ⁷	ウ
ゴ	グ	オ⁸	モ	ガ	コ⁹
キ	ツ¹⁰	ツ	キ¹¹	イ¹²	ン

言葉クイズ／答え **トウキ**（冬季、投棄、陶器）
基礎トレ／答え ①犬猿之仲 ②狂喜乱舞

60

漢字パズル 漢字詰めクロスワード

「候補」の漢字をマスに当てはめて、熟語が重なりつながるクロスワードを作ってください。さらに、二重枠の漢字で四字熟語を考えて、下にあるマスに書いてみましょう。

言葉クイズ

なぞなぞです。
重たくて眠れないよ。
私の上にのってるものは何トン?

答え

海		旅	□		不	□	解
	交		商			攻	
		鳥		財			人
州			語		体		
	好			校		地	味
		大			□		
用		小		先		図	
□	位		中		代		像

候補

家 画 外 学 官 九 形 行 実 情 正 生
団 長 手 品 法 方 物 類

四字熟語 □ □ □ □

基礎トレ
意味と合う四字熟語の読みを書きましょう

① **有言実行**
口にしたことは、何が何でも成し遂げるということ。

② **頭寒足熱**
頭部を冷たく冷やし、足部を暖かくすること。また、その状態。

●046日目/答え

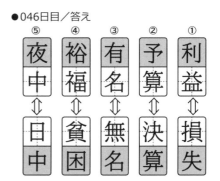

⑤	④	③	②	①
夜中	裕福	有名	予算	利益
⇕	⇕	⇕	⇕	⇕
日中	貧困	無名	決算	損失

言葉クイズ/答え **キショウ**(希少、起床、気象)
基礎トレ/答え ①じんぜんじんび
②がだてんそく

学習日　／　月　／　日

魚介類の名前を漢字で書いたものが上段に並んでいます。下段の仮名の言葉と線で結んで、漢字とその正しい読みを答えてください。

言葉クイズ

手紙の書き出しが「拝啓」なら締めの言葉は？
① 草々　② 敬具　③ かしこ

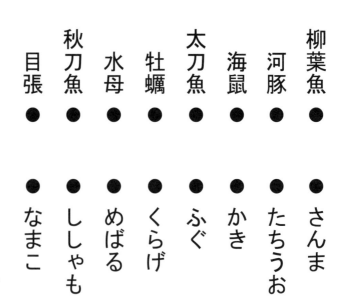

柳葉魚	河豚	海鼠	太刀魚	牡蠣	水母	秋刀魚	目張
さんま	たちうお	かき	ふぐ	くらげ	めばる	ししゃも	なまこ

答え

●047日目／答え
「ある」の言葉は、後ろに「〜をはる」という言葉が付きます。
「山を張る」「テントを張る」「胸を張る」「意地を張る」「切手を貼る」となります。

言葉クイズ／答え　ハシ（端、箸、橋）
基礎トレ／答え　①簡単明瞭　②両刃之剣

050日目

学習日　　月／　　日

「候補」の漢字をマスに当てはめて、15の三字熟語を作ってください。そのとき、太い線でつながれた2つのマスには、同じ漢字を入れてください。

言葉クイズ

① 島根県にある「しんじこ」を漢字で書くと？
①宍道湖　②志士湖　③紳至湖

答え

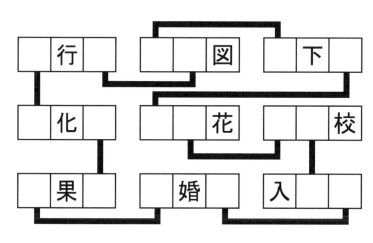

候補

中　水　論　式　進
地　学　結　形

基礎トレ

意味と合う四字熟語の読みを書きましょう

① 断　腸　之　思
はらわたがずたずたにちぎれるほどの悲しみ。

② 希　少　価　値
物事の量や数などがきわめて少ないために生じる価値のこと。

● 048日目／答え

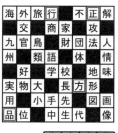

海	外	旅	行		不	正	解
	交		商	家		攻	
九	官	鳥		財	団	法	人
州		類	語	体		情	
	好		学	校		地	味
実	物	大		長	方	形	
用		小	手	先		図	画
品	位		中	生	代		像

四字熟語　品　行　方　正

言葉クイズ／答え 2トン（ふ・トン）＝布団
基礎トレ／答え ①ゆうげんじっこう
　　　　　　②ずかんそくねつ

63

学習日 ／月 日

言葉クイズ

漢字をバラバラに分けて、順序を入れ替えました。パーツを正しく並べて、意味の通る三字熟語を答えてください。

①「初心忘るべからず」は、誰の言葉？ ①聖徳太子 ②千利休 ③世阿弥

例 昷妛 → 宴会

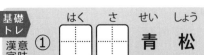

↓

答え

基礎トレ

意味と合う四字熟語の漢字を書きましょう

① はく　さ　せい　しょう

□□ 青松

海岸の美しい景観の形容。白い砂浜と青々とした松林の続く海岸線の意から。

② び　じ　れい　く

□□ 麗句

うわべだけ飾った内容の乏しい、真実味のない言葉。

●049日目／答え

柳葉魚＝ししゃも
河豚＝ふぐ
海鼠＝なまこ
太刀魚＝たちうお
牡蠣＝かき
水母＝くらげ
秋刀魚＝さんま
目張＝めばる

言葉クイズ／答え ②敬具
基礎トレ／答え ①面目躍如　②不惜身命

ナゾトレ・仲間をさがせ

「×」という共通点にしたがって、言葉を集めました。
では、①〜③で共通点を満たす「仲間」はどれでしょう？

学習日　月　日

言葉クイズ

ヤモリは何類？

① 爬虫類　② 両生類　③ 哺乳類

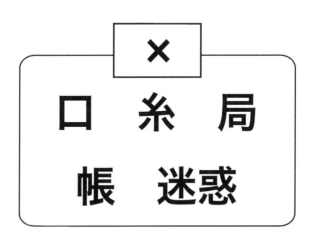

× ｜ 口　糸　局｜帳　迷惑

①番地　②番号　③番人

答え

ヒント／ × は、「かける」と読んで下さい

仲間 ｜

●050日目／答え

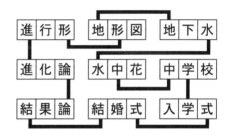

基礎トレ

意味と合う四字熟語の読みを書きましょう

① 完 全 燃 焼
燃え尽きること。全力を出し切って事に当たること。

② 一 所 懸 命
命がけで事にあたるさま。真剣に打ち込むさま。

言葉クイズ／答え ①宍道湖
基礎トレ／答え ①だんちょうのおもい
②きしょうかち

65

学習日　／月　日

違う言葉なのに意味がほぼ同じ言葉の関係を「同義語」といいます。「候補」をマスに当てはめて、「同義語」になるようにしてください。

言葉クイズ

大工道具の「鉋」、さて読みは？
① きり　② のみ　③ かんな

答え

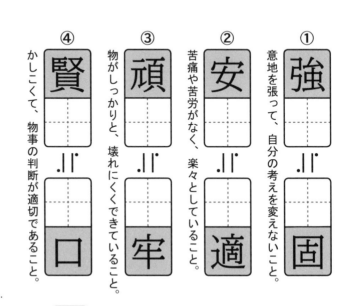

④ 賢[　][　]口
かしこくて、物事の判断が適切であること。

③ 頑[　][　]牢
物がしっかりと、壊れにくくできていること。

② 安[　][　]適
苦痛や苦労がなく、楽々としていること。

① 強[　][　]固
意地を張って、自分の考えを変えないこと。

候補

快　丈　情　堅
明　頑　楽　利

基礎トレ
意味と合う四字熟語の漢字を書きましょう

① [ぜん][と][よう][よう] ＝ [　][　]洋洋
今後の人生が大きく開けていて、希望に満ちあふれているさま。

② [ご][ぞう][ろっ][ぷ] ＝ [　]臓[　]腑
はらわた。内臓。体の中すべて。また、腹の中。心の中。

●051日目／答え

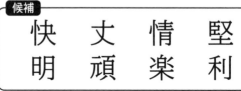

敏感肌

言葉クイズ／答え　③世阿弥
基礎トレ／答え　①白砂青松　②美辞麗句

054日目

言葉パズル ジグソークロス

カタカナが書かれた5つの部品を、5×5の枠に詰め込んで、クロスワードを作ってください。部品は枠からはみ出したり、重なってはいけません。きっちり部品を詰め込んだときに、二重枠のカタカナを上から読んでできる言葉を、下のマスに書いてみましょう。

言葉クイズ

なぞなぞです。
大声で泣きながら投げたのはどんな球？

答え

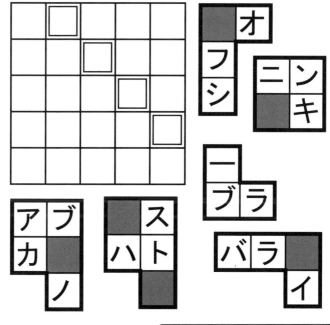

二重枠の言葉

基礎トレ

意味と合う四字熟語の読みを書きましょう

① 意 志 薄 弱

意志が弱くて決断することができなかったり、物事を我慢する気持ちの弱いさま。

② 種 種 雑 多

いろいろなものが入り交じっているさま。

●052日目／答え

「②番号→電話番号」が仲間です。
共通するのは、前か後ろに「電話」が付く言葉です。×＝電話をかける、電話口、糸電話、電話局、電話帳、迷惑電話。②が、電話番号になります。

言葉クイズ／答え ①爬虫類
基礎トレ／答え ①かんぜんねんしょう
　　　　　　　②いっしょけんめい

学習日　月／日

例と同じ要領で、漢字の部分をうまく組み合わせて、二字熟語を作ってください。

例　士＋原＋心＋頁＝ 志 願

① 口＋立＋千＋言＋里
＝ □ □

② 甘＋各＋言＋木＋田
＝ □ □

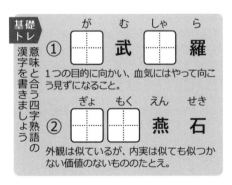

●053日目／答え

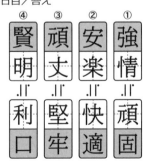

④ 賢明⇒利口
③ 頑丈⇒堅牢
② 安楽⇒快適
① 強情⇒頑固

学習日　　月　日

言葉クイズ

枠の中に四字熟語を詰め込みました。その中の1つを太い枠で囲みました。同じ要領で、4つのマスを連続させて、四字熟語を囲んでください。最後に連続しない4つのマスが残ります。その漢字で四字熟語を考えて、下にあるマスに書いてみましょう。

ひらがなで書かれた計算式の答えは？
＋－より×÷を先に計算しましょう。

はちたすはちかけるはち

一	目	着	撞	難	多	途	化
鬼	瞭	然	家	自	行	前	開
命	隔	痿	創	身	満	夜	明
薄	靴	掻	遇	一	句	麗	文
人	美	痒	百	載	千	辞	美

答え

四字熟語 □□□□

●054日目／答え

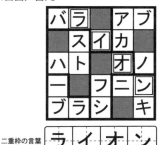

バ	ラ		ア	ブ
	ス	イ	カ	
ハ	ト		オ	ノ
ー		フ		ン
ブ	ラ	シ		キ

二重枠の言葉 ライオン

言葉クイズ／答え 号泣＝剛球
基礎トレ／答え ①いしはくじゃく
　　　　　　　②しゅじゅざった

69

マス目には同じ読み「かんそう」になる二字熟語が入ります。言葉の意味をヒントに「候補」の漢字をマス目に当てはめて、５つの二字熟語を書き分けてください。

言葉クイズ

ひらがなで書かれた計算式の答えは？
＋－より×÷を先に計算しましょう。
さんかけるはちたすさんひくいち

答え

かんそう

↓ その人の出発を喜び、励まして送ること。

↓ 一曲の途中に挟んで器楽だけで演奏される部分。

↓ 競技などで最後まで走り抜くこと。

↓ 乾くこと。湿気や水分がなくなること。

↓ 物事について、心に感じたことや思ったこと。

候補

奏　歓　想　走　間
乾　送　感　燥　完

基礎トレ 意味と合う四字熟語の漢字を書きましょう

① ｜ぐ｜ 問 ｜ぐ｜ 答 ｜とう｜
　　もん
くだらない問答のこと。つまらない質問と、ばかげた回答のこと。

② 厳 正 ｜ちゅう｜ ｜りつ｜
　げん　せい
厳しく公正を守り、どちらにも偏らない立場を守ること。

● 055日目／答え

①の二字熟語

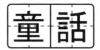
童 話

②の二字熟語

謀 略

言葉クイズ／答え　９＋４×３＝２１
基礎トレ／答え　①我武者羅　②魚目燕石

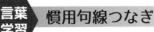

学習日　月／日

例と同じ要領で、①〜⑤のすべてが、慣用句になるように、線で結んでください。

言葉クイズ

なぞなぞです。
男が男を口説いているよ、
ここは何て大学？

答え

例　愛 ●—● 想 ●—● がつきる

① 気 ● ● 荷 ● ● がすぎる

② 重 ● ● 葉 ● ● をあげる

③ 面 ● ● 炎 ● ● をつける

④ 言 ● ● 恵 ● ● をおろす

⑤ 知 ● ● 倒 ● ● をかける

基礎トレ

意味と合う四字熟語の読みを書きましょう

① 名 所 旧 跡
美しい景色や由緒ある場所のこと。観光に適した場所のこと。

② 四 六 時 中
一日中ずっと。いつも。始終しじゅう。常に。

●056日目／答え

一	目	着	撞	難	多	途	化
鬼	瞭	然	家	自	行	前	開
命	隔	痺	創	身	満	夜	明
薄	靴	掻	遇	一	句	麗	文
人	美	痒	百	載	千	辞	美

四字熟語　百 鬼 夜 行

言葉学習　難読しりとりループ

9つの二字熟語のうち、8つは「読み」でしりとりが成り立ちます。では、しりとりに入れない二字熟語はどれでしょう。下の枠に書いてください。

言葉クイズ

ひらがなで書かれた計算式の答えは？　＋－より×÷を先に計算しましょう。

よんたすきゅうわるさんたすご

答え

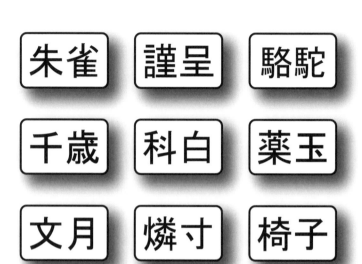

朱雀　謹呈　駱駝

千歳　科白　薬玉

文月　燐寸　椅子

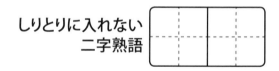

しりとりに入れない二字熟語 ☐☐

基礎トレ

意味と合う四字熟語の漢字を書きましょう

① 無我 ☐☐
　む　が　む　ちゅう
　ある事にすっかり心を奪われて、我を忘れてしまうさま。

② ☐☐凡凡
　へい　へい　ぼん　ぼん
　特にすぐれたところや変わったところがなく、ごくありふれているさま。

●057日目／答え

かんそう

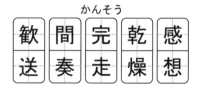

歓送　間奏　完走　乾燥　感想

言葉クイズ／答え　3×8＋3－1＝26
基礎トレ／答え　①愚問愚答　②厳正中立

言葉パズル ノーヒントクロス

まったくヒントのないクロスワードです。言葉のつながりだけをたよりにして、候補の言葉を、5×5の枠に詰め込んで、クロスワードを作ってください。さらに、二重枠のカタカナを上から読んでできる言葉を、下のマスに書いてみましょう。

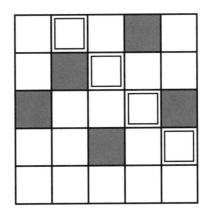

候補

レツ　オンガクカ　トウホク　ハリ
ユトリ　ゴウウ　サバ　ホリ　サオ
シュウ　ゴバン　リカ　レキシ

二重枠の言葉

●058日目／答え
①気ー炎ーをあげる
②重ー荷ーをおろす
③面ー倒ーをかける
④言ー葉ーがすぎる
⑤知ー恵ーをつける

基礎トレ
意味と合う四字熟語の読みを書きましょう

① 満 場 一 致
その場所にいる全員の意見が1つになること。だれも異議がないこと。

② 三 寒 四 温
冬季に寒い日が三日ほど続くと、その後四日間ぐらいは暖かいということ。

言葉クイズ／答え ゲイ・大＝芸大
基礎トレ／答え ①めいしょきゅうせき
②しろくじちゅう

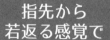

横井教授がおススメする

脳の若さを保つ生活習慣

指先から
若返る感覚で

指先を動かすことは、脳にも良い刺激になります。指先を動かしながら脳を活性化することとして「塗り絵」「折り紙」はおすすめ。料理、楽器演奏も効果が見込めるでしょう。自炊をして、栄養管理を行うことは脳にも体にも良いことです。

予防にも役立つ
手書きの効果

「毎日、朝と夜に血圧測定し記録する」「家計簿や日記を付ける」など、記録をとることで記憶は深まり、健康を保つ良い習慣となります。年賀状や手紙を手書きすることも、認知症予防には効果的です。

会話を楽しんで
脳いきいき

おしゃべりを楽しみましょう。コミュニケーションは脳活性に役立ちます。親しい人やいつも同じ人ではなく、いろんな人に会うこともおすすめ。慣れない相手と話す緊張感も新鮮な刺激として、積極的に行ってみましょう。

思い出して書いてみましょう

最近、美味しかった
食べ物・料理

最近、外食した
店の名前

●059日目／答え

しりとりに入れない
二字熟語

駱駝 らくだ

しりとりは次のようになります。
椅子（いす）→朱雀（すざく）→薬玉（くすだま）→燐寸（マッチ）→千歳（ちとせ）→科白（せりふ）→文月（ふみづき）→謹呈（きんてい）→

言葉クイズ／答え　４＋９÷３＋５＝１２
基礎トレ／答え　①無我夢中　②平平凡凡

学習日 ___月___日

漢字パズル 四字熟語見つけた！

「候補」をマスに当てはめて、4つの四字熟語を作ってください。さらに、使わずに「候補」に残った漢字で、三字熟語を作って、下にあるマスに書いてみましょう。

言葉クイズ

ひらがなで書かれた計算式の答えは？
＋－より×÷を先に計算しましょう。
いちたすななかけるよんひくご

答え

			源
		同	
	食		
医			

候補

共	法	物	神	健	科	然	氏
康	品	精	募	自	金	語	

三字熟語

基礎トレ

意味と合う四字熟語の読みを書きましょう

① 危機一髪
ちょっと間違えば、非常な危険に陥ろうとする瀬戸際。

② 完全無欠
欠点や不足がまったくないさま。完璧なさま。

●060日目／答え

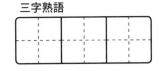

レ	キ	シ		ハ
ツ		ユ	ト	リ
	ゴ	ウ		
サ	バ		ホ	リ
オ	ン	ガ	ク	カ

二重枠の言葉 **キュウリ**

言葉クイズ／答え 4＋5×2÷5＝6
基礎トレ／答え ①まんじょういっち
②さんかんしおん

漢字を使って絵を描いてみました。何を表しているのでしょうか?

学習日　月／日

言葉クイズ

なぞなぞです。小さな子どもは、必ずドアを引いて開けるよ、なぜ?

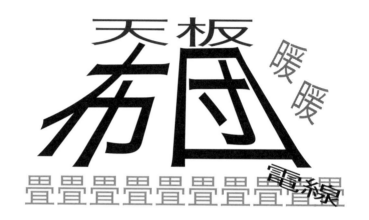

答え

答え

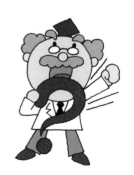

基礎トレ

意味と合う四字熟語の漢字を書きましょう

① ［たい］［がん］｜［じょう］［じゅ］　成 就
大きな望みがかなえられること。神仏に願ったことがそのとおりになること。

② ［さい］［しょく］｜［けん］［び］　兼 備
すぐれた才能と美しい容姿の両方をもっていること。多くは女性についていう。

「候補」の三字熟語で、熟語同士が重なりつながるスケルトンを作ってください。さらに、二重枠の漢字で三字熟語を考えて、下にあるマスに書いてみましょう。

言葉クイズ

共通の音になる言葉は何でしょう？
採否を考える　ボクサー　おおよそ

答え

候補

炎天下	天王山	下手人	吹奏楽	山吹色
音楽祭	手工芸	新局面	野放図	富士山
放送局	面会人	武芸者	会計士	富山県

三字熟語

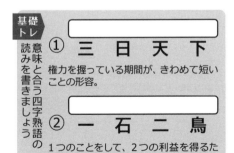

基礎トレ

意味と合う四字熟語の読みを書きましょう

① 三 日 天 下

権力を握っている期間が、きわめて短いことの形容。

② 一 石 二 鳥

１つのことをして、２つの利益を得るたとえ。

学習日 ／ 月 日

矢印の方向に読むと二字熟語ができるように、中央のマスに漢字を当てはめてください。当てはめた漢字は二字熟語になっています。二字熟語を下のマスに書いてみましょう。

言葉クイズ

共通の音になる言葉は何でしょう？

大きくない　具象の反対　ひどい悪口

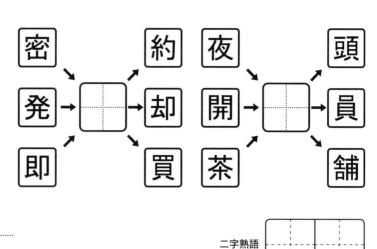

答え

二字熟語

基礎トレ

意味と合う四字熟語の漢字を書きましょう

① 一 [いっ] [かく] [せん] 攫 [きん]

一度にたやすく大きな利益を手に入れること。1つの仕事で巨利を得ること。

② [い] [こく] 情 [じょう] 緒 [ちょ]

いかにも外国らしい風物がかもしだす、わが国のものとは異なる雰囲気や趣。

●062日目／答え

こたつ

言葉クイズ／答え 幼い＝押さない
基礎トレ／答え ①大願成就　②才色兼備

言葉クイズ

パズル面のすべてのマスを、「候補」の言葉で埋めましょう。一文字目を、パズル面の同じ番号のマスに入れ、タテかヨコの隣接するマスを進んで埋めてください。ただし、他の言葉にある同じ文字とはマスを共通できます。

共通の音になる言葉は何でしょう？
清潔に　世が続く限り　月はこれ

答え

候補

① 三日坊主　② 二束三文　③ 生真面目

④ 真冬日　⑤ 八甲田山　⑥ 腹八分目　⑦ 火山活動

⑧ 一日千秋　⑨ 春夏秋冬　⑩ 生年月日

⑪ 集団生活　⑫ 海千山千

基礎トレ

意味と合う四字熟語の読みを書きましょう

① 空 理 空 論
実際からかけ離れている役に立たない考えや理論。

② 不 老 長 寿
いつまでも年をとらず、長生きすること。

●063日目／答え

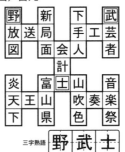

野	新		下	武
放	送	局	手	工	芸
図		面	会	人	者
			計		
炎	富	士	山		音
天	王	山		吹	奏	楽
下		県		色		祭

三字熟語　野 武 士

言葉クイズ／答え　ケントウ（検討、拳闘、見当）
基礎トレ／答え　①みっかてんか
　　　　　　　②いっせきにちょう

79

意味がまったく逆になる言葉の関係を「反対語」といいます。候補の漢字をマスに当てはめて、それぞれ「反対語」になるようにしてください。

言葉クイズ

なぞなぞです。
好きな物をお腹いっぱい食べる王様の名前は？

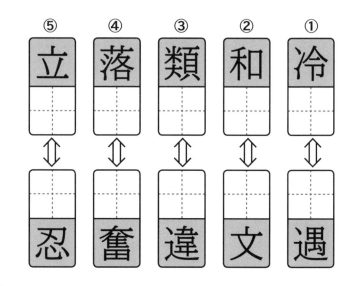

⑤ 立 ⇕ 忍
④ 落 ⇕ 奮
③ 類 ⇕ 違
② 和 ⇕ 文
① 冷 ⇕ 遇

答え

候補

欧 似 厚 遇 文
堪 相 胆 発 腹

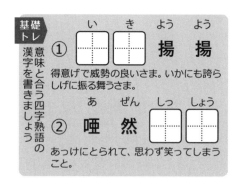

基礎
トレ

意味と合う四字熟語の漢字を書きましょう

① い き よう よう □□ 揚 揚
得意げで威勢の良いさま。いかにも誇らしげに振る舞うさま。

② あ ぜん 唖 然 しっ しょう □□
あっけにとられて、思わず笑ってしまうこと。

●064日目／答え

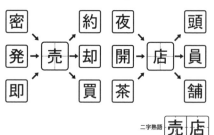

密
発 → 売 → 却
即
約
買 茶

夜 → 頭
開 → 店 → 員
茶 舗

二字熟語 売店

言葉クイズ／答え チュウショウ（中小、抽象、中傷）
基礎トレ／答え ①一攫千金 ②異国情緒

学習日　月／日

「ある」の言葉は、共通の法則にしたがっています。
その法則は何でしょうか？　見抜いて答えてください。

言葉クイズ

共通の音になる言葉は何でしょう？
もしも　プロセス　我が家

答え

ある	なし
あんじ 暗示	めいじ 明示
こたい 固体	きたい 気体
ぶつり 物理	ちがく 地学
さんけ 産気	うぶゆ 産湯
まうす マウス	きゃっと キャット

ヒント／読みがなから文字を引き算して考えましょう

答え
「ある」に
共通する法則

基礎トレ

意味と合う四字熟語の読みを書きましょう

① 私 利 私 欲

自分の利益や、自分の欲求を満たすことだけを考えて行動すること。

② 緩 急 自 在

状況などに応じて早く遅く、緩めたり厳しくしたりと思うままに操れるさま。

●065日目／答え

目	面	文	³三	束	²二
分	真	³生	日	冬	⁴真
⁵八	⁶腹	主	坊	秋	夏
甲	⁷火	一	日	千	⁹春
田	山	年	月	山	千
動	活	¹⁰生	団	¹¹集	¹²海

言葉クイズ／答え　エイセイ（衛生、永世、衛星）
基礎トレ／答え　①くうりくうろん
②ふろうちょうじゅ

81

「候補」の漢字をマスに当てはめて、熟語が重なりつながるクロスワードを作ってください。さらに、二重枠の漢字で四字熟語を考えて、下にあるマスに書いてみましょう。

言葉クイズ

共通の音になる言葉は何でしょう？

死なない　竹にある　パパと子

答え

	雷	□		常		凡	
難		路				車	万
	用		陸			事	
		臓			証		者
	□		□	物		都	
器			金		□		
	刻				計		俗
代			体		科		

候補

一　上　学　検　市　時　実　所　小　心　針　戦
大　代　団　駐　長　鉄　避　百　表　棒　民

四字熟語　☐ ☐ ☐ ☐

基礎トレ

意味と合う四字熟語の漢字を書きましょう

① ☐（じゅん）☐（ぷう）満帆（まん・ぱん）

物事がすべて順調に進行することのたとえ。

② 一☐（いっ）☐（ちょう）一☐（いっ）☐（せき）

きわめてわずかな期間、非常に短い時間のたとえ。ひと朝とひと晩の意から。

●066日目／答え

⑤ 立腹 ⇔ 堪忍
④ 落胆 ⇔ 発奮
③ 類似 ⇔ 相違
② 和文 ⇔ 欧文
① 冷遇 ⇔ 厚遇

言葉クイズ／答え　バイキング
基礎トレ／答え　①意気揚揚　②唖然失笑

学習日 ／ 月 日

太い下線の言葉は、会話の中で使われている「カタカナ語（外来語）」です。それを日本語に置き換えました。その日本語を漢字で書いてください。

言葉クイズ

共通の音になる言葉は何でしょう？

願い出る　けがれなく尊い　ニュースター

答え

① <u>ガイドライン</u>に沿って計画する。

日本語置き換え→

し	しん

② 今年の流行色の<u>トレンド</u>は紫。

日本語置き換え→

けい	こう

③ <u>アミューズメント</u>施設の映画館。

日本語置き換え→

ご	らく

④ 火力と電力を使える<u>ハイブリッド</u>。

日本語置き換え→

ふく	ごう	がた

基礎トレ

意味と合う四字熟語の読みを書きましょう

① 万 事 万 端
あらゆることと、それに関するすべての事柄、すべての手段。

② 全 身 全 霊
その人に備わっている体力と精神力のすべて。

●067日目／答え
「ある」の言葉は、真ん中の文字を取ると、魚の名前になります。
「暗示→アジ」「固体→コイ」「物理→ブリ」「産気→サケ」「マウス→マス」となります。

言葉クイズ／答え **カテイ**（仮定、過程、家庭）
基礎トレ／答え ①しりしよく
　　　　　　　②かんきゅうじざい

「候補」の漢字をマスに当てはめて、15の三字熟語を作ってください。そのとき、太い線でつながれた2つのマスには、同じ漢字を入れてください。

言葉クイズ

なぞなぞです。
穴の開いた鍋は何円？

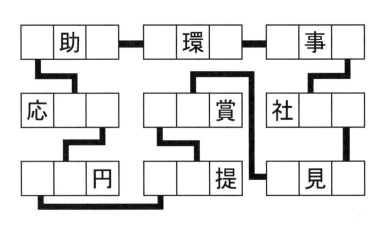

答え

候補

大 団 前 後 食
人 援 会 金

基礎トレ

意味と合う四字熟語の漢字を書きましょう

① あま　ぐり　ひ　がき
雨□□　日□□

雨の多い年はクリが良く実り、日照りの多い年はカキが良く実るということ。

② いち　びょう　そく　さい
□□　息 災

1つぐらい持病があるほうが健康に気を配り、かえって長生きするということ。

●068日目／答え

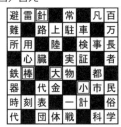

避	雷	針		常		凡	百
難		路	上	駐	車		万
所	用		陸		検	事	長
	心	臓		実	証		者
鉄	棒		大	物		都	
器		代	金		小	市	民
時	刻	表		一	計		俗
代		団	体	戦		科	学

四字熟語　針 小 棒 大

言葉クイズ／答え　フシ（不死、節、父子）
基礎トレ／答え　①順風満帆　②一朝一夕

071日目

漢字パズル パラパラ漢字

漢字をバラバラに分けて、順序を入れ替えました。パーツを正しく並べて、意味の通る三字熟語を答えてください。

学習日 ／ 月 日

言葉クイズ

サンティアゴが首都の国は？
① ブラジル　② パラグアイ　③ チリ

答え

例 昬安 → 宴会

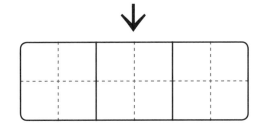

↓

答え

基礎トレ

意味と合う四字熟語の読みを書きましょう

① 弱 肉 強 食
強い者が弱い者を思うままに滅ぼして、繁栄すること。

② 現 状 維 持
現在の状況や状態、情勢などをそのまま変えずにおくこと。

●069日目／答え
①ガイドライン＝指針
②トレンド＝傾向
③アミューズメント＝娯楽
④ハイブリッド＝複合型

基礎トレ／答え ①ばんじばんたん
②ぜんしんぜんれい

85

言葉学習

ナゾトレ・仲間外れをさがせ

ある共通点にしたがって、言葉を集めました。しかしこの中に、共通点を満たさない「仲間はずれ」が1つあります。それはどれでしょう？

言葉クイズ

小説「舞姫」の作者は？
① 夏目漱石　② 志賀直哉　③ 森鷗外

田	石	椿
畑	蝉	灯

ヒント／「〇を売る」＝仕事の最中に人目を盗んで怠ける
〇の言葉がヒントです

答え

仲間はずれ ＿＿＿＿＿＿＿＿＿＿

基礎トレ

漢字を書きましょう意味と合う四字熟語の

① か ＿／ろ 炉／とう ＿／せん 扇

時期はずれの無駄なもの、無用で役に立たない言論や才能などのたとえ。

② 既 成 き／せい／じ ＿／じつ ＿

すでに現実になっていて、だれもが認める物事のこと。

●070日目／答え

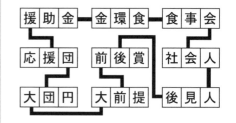

言葉クイズ／答え　2円＝煮えん・煮えない
基礎トレ／答え　①雨栗日柿　②一病息災

学習日　／　月　日

違う言葉なのに意味がほぼ同じ言葉の関係を「同義語」といいます。「候補」をマスに当てはめて、「同義語」になるようにしてください。

言葉クイズ

「あくび」を漢字で書くと？
①欠首　②欠伸　③阿伸

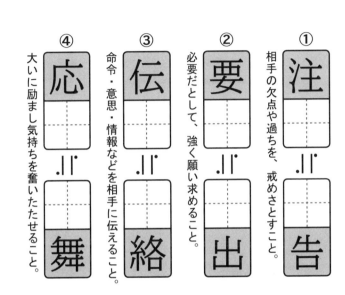

④ 応／舞
大いに励まし気持ちを奮いたたせること。

③ 伝／絡
命令・意思・情報などを相手に伝えること。

② 要／出
必要だとして、強く願い求めること。

① 注／告
相手の欠点や過ちを、戒めとすこと。

答え

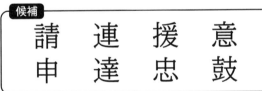

候補

請　連　援　意
申　達　忠　鼓

基礎トレ

意味と合う四字熟語の読みを書きましょう

① 相 関 関 係
一方の影響を他方が受けるように、互いにかかわり合っているようなつながり。

② 沈 思 黙 考
黙ってじっくりと深く物事を考え込むこと。

●071日目／答え

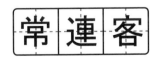

常 連 客

言葉クイズ／答え ③チリ
基礎トレ／答え ①じゃくにくきょうしょく
　　　　　　　②げんじょういじ

87

074日目

学習日　月　日

言葉パズル　ジグソークロス

カタカナが書かれた5つの部品を、5×5の枠に詰め込んで、クロスワードを作ってください。部品は枠からはみ出したり、重なってはいけません。きっちり部品を詰め込んだときに、二重枠のカタカナを上から読んでできる言葉を、下のマスに書いてみましょう。

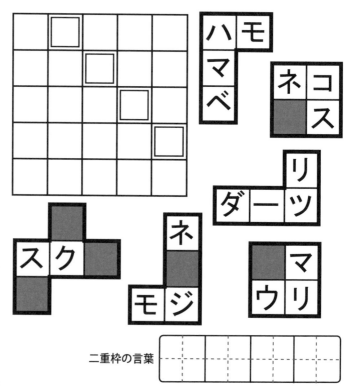

言葉クイズ

なぞなぞです。
レンズが入ってないメガネは何円？

答え

二重枠の言葉

基礎トレ
意味と合う四字熟語の漢字を書きましょう

① ゆう　けい　む　けい
　□　形　□　形
形あるものと、形がないもの。目に見えるものと見えないものの両方。

② おん　こう　とく　じつ
　□　□　篤　実
温かで情が厚く、誠実なさま。人の性質をいう言葉。

●072日目／答え
「畑」が仲間はずれです。他の漢字は「油」が前か後に付いて、別の言葉になります。「油田」「石油」「椿油」「油蝉(アブラゼミ)」「灯油」となります。

言葉クイズ／答え ③森鷗外
基礎トレ／答え ①夏炉冬扇　②既成事実

漢字部首たし算

例と同じ要領で、漢字の部分をうまく組み合わせて、二字熟語を作ってください。

学習日　月　日

言葉クイズ

リレーの最終走者を何という？
① タンカー　② シンカー　③ アンカー

答え

例　士＋原＋心＋頁＝ 志 願

① 口＋内＋糸＋土＋糸

＝ ☐ ☐

② 合＋十＋竹＋立＋舌

＝ ☐ ☐

基礎トレ

意味と合う四字熟語の読みを書きましょう

① 痛　快　無　比
気持ちがすっとするほど愉快で心地よいこと。

② 意　気　投　合
互いの気持ちや考えなどが、ぴったりと一致すること。気が合うこと。

●073日目／答え

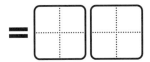

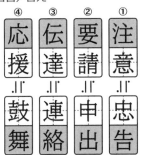

④ 応援 ‖ 鼓舞
③ 伝達 ‖ 連絡
② 要請 ‖ 申出
① 注意 ‖ 忠告

言葉クイズ／答え ②欠伸
基礎トレ／答え ①そうかんかんけい
　　　　　　　②ちんしもっこう

89

漢字パズル　四字熟語ブロック分割

枠の中に四字熟語を詰め込みました。その中の1つを太い枠で囲みました。同じ要領で、4つのマスを連続させて、四字熟語を囲んでください。最後に連続しない4つのマスが残ります。その漢字で四字熟語を考えて、下にあるマスに書いてみましょう。

言葉クイズ

① バイエルの練習といえば、楽器は何？
①バイオリン　②ギター　③ピアノ

損	公	奉	新	孟	母	三	山
棄	誉	私	一	目	一	遷	遊
山	名	滅	免	面	問	物	見
火	致	罪	放	無	答	場	朝
林	風	無	満	用	改	暮	令

答え

四字熟語 ☐☐☐☐

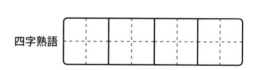

基礎トレ

意味と合う四字熟語の漢字を書きましょう

① **快刀** ☐☐
かい とう らん ま

こじれた物事を非常にあざやかに処理し解決すること。

② ☐☐ **無恥**
こう がん む ち

厚かましく、恥知らずなさま。迷惑にかまわず、自分の思惑で行動すること。

●074日目／答え

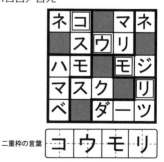

二重枠の言葉　コウモリ

学習日 　月　日

ひらがなは漢字の読みです。「候補」の漢字をマスに当てはめて、同じ読みで違う意味になる二字熟語を、2つずつ作ってください。「候補」には、使わない漢字が2つ含まれています。

言葉クイズ

こだま、瑞祥、乙女などの品種があるのは？
① なす　② すいか　③ もも

答え

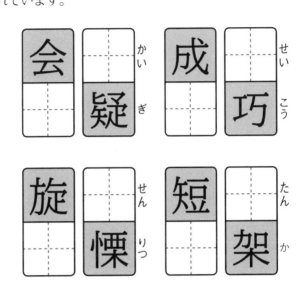

会｜□　□｜疑（かい・ぎ）

成｜□　□｜巧（せい・こう）

旋｜□　□｜慄（せん・りつ）

短｜□　□｜架（たん・か）

候補

功　戦　歌　階　身

担　議　懐　精　律

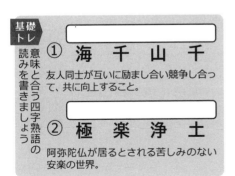

基礎トレ

意味と合う四字熟語の読みを書きましょう

① 海千山千
友人同士が互いに励まし合い競争し合って、共に向上すること。

② 極楽浄土
阿弥陀仏が居るとされる苦しみのない安楽の世界。

●075日目／答え

①の二字熟語

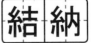
結納

②の二字熟語

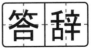
答辞

言葉クイズ／答え ③アンカー
基礎トレ／答え ①つうかいむひ　②いきとうごう

学習日　月／日

例と同じ要領で、①～⑤のすべてが、慣用句になるように、線で結んでください。

言葉クイズ

なぞなぞです。
水で薄く薄く薄めた酒は何円？

答え

例　愛 ●━● 想 ●━● がつきる

① 義 ●　暗 ● ●をにぎる

② 明 ●　紙 ● ●をかける

③ 折 ●　理 ● ●をわける

④ 財 ●　力 ● ●をたてる

⑤ 圧 ●　布 ● ●をつける

答え

基礎トレ

意味と合う四字熟語の漢字を書きましょう

① せっ　さ　琢琢　ま

友人同士が互いに励まし合い競争し合って、共に向上すること。

② わ　き　藹藹　あい　あい

心と心が通じ合い、和やかな気分が周囲に満ちあふれているさま。

●076日目／答え

損	公	奉	新	孟	母	三	山
棄	誉	私	一	目	一	遷	遊
山	名	滅	免	面	問	物	見
火	致	罪	放	無	答	場	朝
林	風	無	満	用	改	暮	令

四字熟語　満場一致

言葉クイズ／答え ③ピアノ
基礎トレ／答え ①快刀乱麻　②厚顔無恥

言葉学習　難読しりとりループ

9つの二字熟語のうち、8つは「読み」でしりとりが成り立ちます。では、しりとりに入れない二字熟語はどれでしょう。下の枠に書いてください。

言葉クイズ

ひらがなで書かれた計算式の答えは？
＋－より×÷を先に計算しましょう。

はちかけるろくたすはち

稲荷	菖蒲	舞妓
西瓜	胡麻	土筆
炬燵	歩合	林檎

答え

しりとりに入れない
二字熟語

基礎トレ

意味と合う四字熟語の読みを書きましょう

① 雲 散 霧 消

雲が散り霧が消え去るように、あとかたもなく消えてなくなること。

② 花 鳥 風 月

自然の美しい景色。自然の風物を題材とした詩歌や絵画などをたしなむ風流。

●077日目／答え

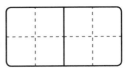

会議	懐疑（かいぎ）	成功	精巧（せいこう）
旋律	戦慄（せんりつ）	短歌	担架（たんか）

言葉クイズ／答え　②すいか
基礎トレ／答え　①うみせんやません
　　　　　　　　②ごくらくじょうど

080日目 言葉パズル　ノーヒントクロス

学習日　月／日

まったくヒントのないクロスワードです。言葉のつながりだけをたよりにして、候補の言葉を、5×5の枠に詰め込んで、クロスワードを作ってください。さらに、二重枠のカタカナを上から読んでできる言葉を、下のマスに書いてみましょう。

【言葉クイズ】

ひらがなで書かれた計算式の答えは？
＋－より×÷を先に計算しましょう。

きゅうひくにかけるさんたすよん

答え

候補

キノミ　ネマ　ユウキ　アミ
マギワ　ケタ　ハバ　キマツ
タキビ　ハツネツ　アツギ　ユビ

二重枠の言葉

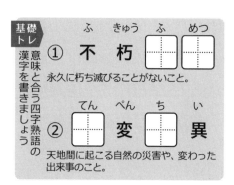

基礎トレ
意味と合う四字熟語の漢字を書きましょう

① ふ 不　きゅう 朽　ふ □　めつ □
永久に朽ち滅びることがないこと。

② てん □　ぺん 変　ち □　い 異
天地間に起こる自然の災害や、変わった出来事のこと。

●078日目／答え
①義－理－をたてる
②明－暗－をわける
③折－紙－をつける
④財－布－をにぎる
⑤圧－力－をかける

言葉クイズ／答え　4円＝酔えん・酔えない
基礎トレ／答え　①切磋琢磨　②和気藹藹

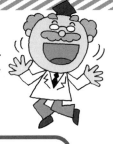

横井教授がおススメする
脳の若さを保つ生活習慣

人間関係を
円滑に

いくつになっても人とのつながりは大切。人間関係を普段から意識して円滑にする努力をしましょう。人間関係がうまくいっていないと、家に閉じこもりがちでうつ病になることも……。孤立を病が狙っていますよ。

続けられる
体操やスポーツを

運動は継続することが大切。痛みや持病があるときは無理をせず、体操やストレッチ、散歩など自分に合った運動にしましょう。筋肉を新たに付けることより、筋肉の量を減らさない「維持」を心がけましょう。

料理で栄養管理と
認知症予防

普段、自分で食材を選んで、料理をしている人が料理をできなくなると認知症の疑いが出てきます。料理は、献立作りから買い物、調理、盛り付けと、頭を使う複雑な作業で、認知力のバロメーターになります。

思い出して書いてみましょう

最近、出かけた
行楽地・旅先

最近、一緒に
出かけたお友達

●079日目／答え
**しりとりに入れない
二字熟語**

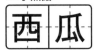 すいか

しりとりは次のようになります。
稲荷（いなり）→林檎（りんご）→胡麻（ごま）→舞妓（まいこ）→炬燵（こたつ）→土筆（つくし）→菖蒲（しょうぶ）→歩合（ぶあい）→

言葉クイズ／答え 8×6＋8＝56
基礎トレ／答え ①うんさんむしょう
　　　　　　　②かちょうふうげつ

95

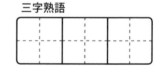

081 日目

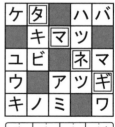

漢字パズル 四字熟語見つけた！

「候補」をマスに当てはめて、4つの四字熟語を作ってください。さらに、使わずに「候補」に残った漢字で、三字熟語を作って、下にあるマスに書いてみましょう。

学習日　／　月　日

言葉クイズ

ひらがなで書かれた計算式の答えは？
＋－より×÷を先に計算しましょう。

ななひくごかけるぜろたすご

答え

マス目の漢字：

武

修

行

者

候補

腕 名 慢 文 他 人 自 指
両 打 必 道 科 目 儀

三字熟語

基礎トレ

意味と合う四字熟語の漢字を書きましょう

①
き　よう　びん　ぼう
□□ □□ 貧 乏

なまじ器用であるために、あちこちに手を出し、中途半端で大成しないこと。

②
ゆう　もう　か　かん
□□ □□ 果 敢

勇ましくて力強く、決断力のあるさま。

●080日目／答え

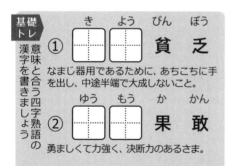

二重枠の言葉　タ マ ネ ギ

言葉クイズ／答え　9 - 2 × 3 + 4 ＝ 7
基礎トレ／答え　①不朽不滅　②天変地異

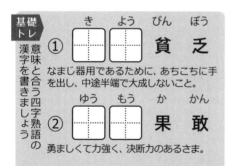

082 日目

学習日　月　日

漢字を使って絵を描いてみました。何を表しているのでしょうか？

言葉クイズ

なぞなぞです。
運命の人と結ばれた赤い糸は何円？

答え

エンピツ
名前
名道

答え ［　　　　　　　　　　　　］

基礎トレ

意味と合う四字熟語の読みを書きましょう

① 前 後 不 覚
物事のあとさきも分からなくなるくらいに正常な意識を失うこと。

② 美 人 薄 命
美しい人は、病弱であったり、運命によって、短命な者が多いということ。

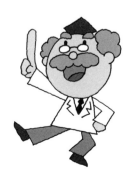

97

083 日目

三字熟語スケルトン

学習日　　月　　日

「候補」の三字熟語で、熟語同士が重なりつながるスケルトンを作ってください。さらに、二重枠の漢字で三字熟語を考えて、下にあるマスに書いてみましょう。

言葉クイズ

ひらがなで書かれた計算式の答えは？
＋－より×÷を先に計算しましょう。
にかけるいちかけるさんかけるに

答え

候補

国際法	光合成	立法権	利己的	合評会
立会人	権利書	日本刀	陽電子	現代人
旅日記	太刀魚	人国記	電気代	目的地

三字熟語

基礎トレ

意味と合う四字熟語の漢字を書きましょう

① 無 芸 □□ □□
　む　げい　たい　しょく

特技や取り柄がないにもかかわらず、食べることだけは人並みであること。

② □□ □□ 止 水
　めい　きょう　し　すい

邪念がなく、澄み切って落ち着いた心の形容。

●081日目／答え

文	指	必	他
武	名	修	人
両	打	科	行
道	者	目	儀

三字熟語　腕 自 慢

言葉クイズ／答え　7 - 5 × 0 + 5 ＝ 1 2
基礎トレ／答え　①器用貧乏　②勇猛果敢

98

学習日　月／日

漢字パズル 二字熟語をつなげ！

　矢印の方向に読むと二字熟語ができるように、中央のマスに漢字を当てはめてください。当てはめた漢字は二字熟語になっています。二字熟語を下のマスに書いてみましょう。

言葉クイズ

ひらがなで書かれた計算式の答えは？
＋－より×÷を先に計算しましょう。
きゅうかけるごたすよんわるに

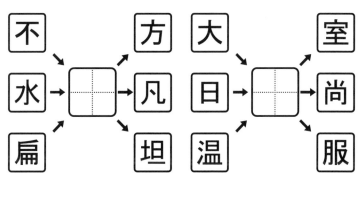

答え

二字熟語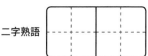

基礎トレ
意味と合う四字熟語の読みを書きましょう

① 気 分 転 換
今までとは別の気分になること。気分を切り替えること。

② 形 勢 一 変
物事のなりゆきや様子が急に変わること。

●082日目／答え

判子

言葉クイズ／答え　5円＝ご縁
基礎トレ／答え　①ぜんごふかく
　　　　　　　　②びじんはくめい

言葉パズル　カナオレ

パズル面のすべてのマスを、「候補」の言葉で埋めましょう。一文字目を、パズル面の同じ番号のマスに入れ、タテかヨコの隣接するマスを進んで埋めてください。ただし、他の言葉にある同じ文字とはマスを共通できます。

言葉クイズ

ひらがなで書かれた計算式の答えは？
＋－より×÷を先に計算しましょう。
きゅうひくはちかけるぜろひくろく

答え

	1			2
3				
4		5		6
			7	8
	9	10		11

候補

①バイオリン　②エレクトーン　③オルガン

④リコーダー　⑤タイコ　⑥フルート

⑦トロンボーン　⑧シンバル　⑨ギター

⑩チエロ　⑪ピツコロ

●083日目／答え

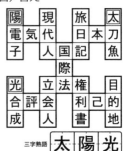

三字熟語　太陽光

言葉クイズ／答え　2×1×3×2＝12
基礎トレ／答え　①無芸大食　②明鏡止水

086 日目

言葉学習 反対語

　意味がまったく逆になる言葉の関係を「反対語」といいます。候補の漢字をマスに当てはめて、それぞれ「反対語」になるようにしてください。

学習日　　月　　日

言葉クイズ

なぞなぞです。
大雨で山崩れ、どんな音がする?

⑤ 立 ⇕ 面
④ 満 ⇕ 満
③ 優 ⇕ 位
② 安 ⇕ 物
① 友 ⇕ 対

答え

候補

敵　物　好　平　上
位　不　体　劣　足

基礎トレ

意味と合う四字熟語の読みを書きましょう

① 軽 薄 短 小

物について軽くて薄く、短く小さいさま。内容などが薄っぺらで中身のないさま。

② 興 味 本 位

おもしろければ、それでいいと思う傾向のこと。

●084日目／答え

不→平→凡
水→平→凡
扁　坦
方　大→和→室
日→温　尚
　　服

二字熟語 平 和

言葉クイズ／答え　9×5＋4÷2＝47
基礎トレ／答え　①きぶんてんかん
　　　　　　　②けいせいいっぺん

101

言葉学習　ナゾトレ

「ある」の言葉は、共通の法則にしたがっています。
その法則は何でしょうか？　見抜いて答えてください。

言葉クイズ

共通の音になる言葉は何でしょう？
地位が低い　集い　二枚、巻き

答え

ある	なし
て **手**	はんど **ハンド**
えん **縁**	しんみつ **親密**
すたーと **スタート**	きかん **帰還**
みえ **見得**	じしん **自信**
じばら **自腹**	わりかん **割り勘**

ヒント ／ 「ある」の後ろに何かが付きます

答え
「ある」に
共通する法則

基礎トレ

意味と合う四字熟語の漢字を書きましょう

① 眉 [び] [もく] [しゅう] [れい] 麗

他に同類のものがなく、その1つ以外並ぶものがないこと。

② [だい] [どう] 同 [しょう] [い] 異

だいたいは同じだが、細かい点に違いのあること。似たりよったり。

●085日目／答え

イ	バ	ン	ク	レ	エ
オ	ル	ガ	ト	ー	ン
リ	コ	イ	タ	ル	フ
ン	ー	ボ	ン	バ	ン
ー	ダ	エ	ロ	ト	シ
タ	ギ	チ	コ	ツ	ピ

言葉クイズ／答え　9-8×0-6＝3
基礎トレ／答え　①未来永劫　②贅沢三昧

学習日　／　月　日

漢字パズル　漢字詰めクロスワード

「候補」の漢字をマスに当てはめて、熟語が重なりつながるクロスワードを作ってください。さらに、二重枠の漢字で四字熟語を考えて、下にあるマスに書いてみましょう。

言葉クイズ

共通の音になる言葉は何でしょう？
花火の名前　セレクトする　先にする

答え

	発	会			産
	性	彰		有	
線			持		直
	金	新		発	
副		休	迷		
	作		議	人	
黄	闘		文		産
	融	関		中	

候補

維　会　機　金　現　合　国　集　所　賞　状　信
生　戦　送　地　長　同　入　表　理　力

四字熟語

基礎トレ

意味と合う四字熟語の読みを書きましょう

① **九　分　九　厘**
ほとんど完全に近いこと。ほとんど間違いなく確実なこと。

② **文　武　両　道**
学芸と武道の意。また、その両方にすぐれていること。

●086日目／答え

⑤	④	③	②	①
立体	満足	優位	安物	友好
⇕	⇕	⇕	⇕	⇕
平面	不満	劣位	上物	敵対

言葉クイズ／答え　ドシャ＝土砂
基礎トレ／答え　①けいはくたんしょう
　　　　　　　　②きょうみほんい

言葉学習　鳥難読漢字

鳥の名前を漢字で書いたものが上段に並んでいます。下段の仮名の言葉と線で結んで、漢字とその正しい読みを答えてください。

言葉クイズ

共通の音になる言葉は何でしょう？

嫌なニオイ　サイクル　オータム

答え

家鴨	金糸雀	駝鳥	雲雀	梟	鸚哥	鸚鵡	孔雀
●	●	●	●	●	●	●	●
●	●	●	●	●	●	●	●
ふくろう	おうむ	くじゃく	かなりあ	あひる	だちょう	いんこ	ひばり

●087日目／答え

「ある」の後ろに「をきる」が付いて、慣用句になります。

「手を切る」「縁を切る」「スタートを切る」「見得を切る」「自腹を切る」となります。

基礎トレ

意味と合う四字熟語の漢字を書きましょう

① ぼう じゃく ぶ じん　傍　若 □□

人前をはばからず、勝手に振る舞うさま。

② たか ね の はな　□□ 嶺 之 □□

高い峰に咲く花のように、眺めるばかりで、手にすることのできないものや人。

言葉クイズ／答え **カイ**（下位、会、貝）
基礎トレ／答え　①眉目秀麗　②大同小異

漢字パズル　漢字ネットワーク

「候補」の漢字をマスに当てはめて、15の三字熟語を作ってください。そのとき、太い線でつながれた2つのマスには、同じ漢字を入れてください。

言葉クイズ

なぞなぞです。
ちょっとぽっちゃりしたおじいさん、実は日本昔ばなしの主人公。
そのお話は何？

	鼻			者		有
獄			理		会	
	学		状		題	

答え

候補

物　耳　問　集　所
地　科　学　質

基礎トレ

意味と合う四字熟語の読みを書きましょう

① 自 給 自 足
必要とする物を他に求めず、すべて自分でまかない、足りるようにすること。

② 永 久 不 変
いつまでも果てしなく続いて変わらないこと。

●088日目／答え

合	同	発	表	会		国	産
理	性		彰		所	有	地
線		現	状	維	持		直
	入	金		新		発	送
副	賞		休		迷	信	
	作	戦	会	議		人	生
黄		闘		長	文		産
金	融	機	関		集	中	力

四字熟語　現 地 集 合

言葉クイズ／答え　センコウ（線香、選考、先行）
基礎トレ／答え　①くぶくりん
　　　　　　　　②ぶんぶりょうどう

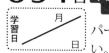

091日目

漢字パズル バラバラ漢字

学習日／月　日

漢字をバラバラに分けて、順序を入れ替えました。パーツを正しく並べて、意味の通る三字熟語を答えてください。

言葉クイズ

共通の音になる言葉は何でしょう？

さがっていく　手を加える　クレーター

答え

例　曑安 → 宴会

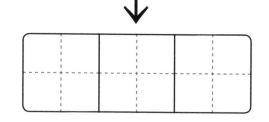

↓

基礎トレ

意味と合う四字熟語の漢字を書きましょう

① 津津　□□（つ・つ・うら・うら）

全国至る所。全国のすみずみ。

② 波瀾　□□□（は・らん・ばん・じょう）

変化がきわめて激しく、劇的であるさま。

●089日目／答え

家鴨＝あひる
金糸雀＝かなりあ
駝鳥＝だちょう
雲雀＝ひばり
梟＝ふくろう
鸚哥＝いんこ
鸚鵡＝おうむ
孔雀＝くじゃく

言葉クイズ／答え **シュウキ（臭気、周期、秋季）**
基礎トレ／答え ①傍若無人　②高嶺之花

「色」という共通点にしたがって、言葉を集めました。では、①〜③で共通点を満たす「仲間」はどれでしょう？

言葉クイズ

共通の音になる言葉は何でしょう？
一緒に行く　物の動き　ひとみ

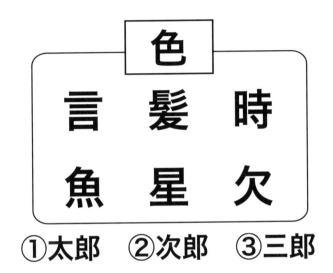

①太郎　②次郎　③三郎

ヒント／三原色では表しにくい色です

答え

仲間

基礎
トレ

意味と合う四字熟語の読みを書きましょう

① 一 日 之 長

ほんの少し経験があり、技能などが他よりわずかにすぐれていること。

② 他 言 無 用

ある話を他人に漏らしてはならないということ。

●090日目／答え

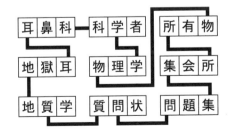

学習日　　月／日

違う言葉なのに意味がほぼ同じ言葉の関係を「同義語」といいます。「候補」をマスに当てはめて、「同義語」になるようにしてください。

言葉クイズ

共通の音になる言葉は何でしょう？

同意する　神社へ　胎児が通る

答え

④ 協〔　〕＝〔　〕携
互いに連絡をとり、力を合わせて事にあたること。

③ 対〔　〕＝〔　〕対
二つのものが互いに譲らないで張り合うこと。

② 児〔　〕＝〔　〕児
心身ともにまだ十分発達していない者。子供。

① 活〔　〕＝〔　〕闘
困難に屈せず、がんばって闘うこと。

候補

反	力	小	立
健	童	連	躍

基礎トレ

意味と合う四字熟語の漢字を書きましょう

① ひ／き／こも／ごも　〔　〕〔　〕交 交
悲しみと喜びを、代わる代わる味わうこと。

② こ／りつ／む／えん　〔　〕〔　〕無 援
頼るものがなく、ひとりぼっちで助けのないさま。

●091日目／答え

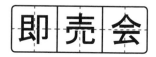

即 売 会

言葉クイズ／答え　カコウ（下降、加工、火口）
基礎トレ／答え　①津津浦浦　②波瀾万丈

108

094日目 言葉パズル ジグソークロス

学習日　／　月　日

カタカナが書かれた5つの部品を、5×5の枠に詰め込んで、クロスワードを作ってください。部品は枠からはみ出したり、重なってはいけません。きっちり部品を詰め込んだときに、二重枠のカタカナを上から読んでできる言葉を、下のマスに書いてみましょう。

言葉クイズ

共通の音になる言葉は何でしょう？
著名な人　仕事で交換　事物を表す

答え

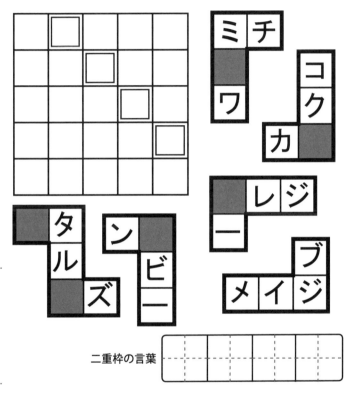

二重枠の言葉

●092日目／答え
「①太郎→金太郎」が仲間です。
色は、金色です。それぞれの言葉の前に金が付いて、別の言葉になります。「金言」「金髪」「金時」「金魚」「金星」「金欠」。金次郎や金三郎は、有名な言葉ではありませんね。

基礎トレ
意味と合う四字熟語の読みを書きましょう

① 新 陳 代 謝
古いものがだんだんなくなって、新しいものに入れ代わること。

② 連 鎖 反 応
1つの反応によって、次の反応が引き起こされて、それが次々と進行すること。

漢字パズル 漢字部首たし算

例と同じ要領で、漢字の部分をうまく組み合わせて、二字熟語を作ってください。

学習日 ／ 月 日

言葉クイズ

なぞなぞです。カエルとヘビ、たくさんタバコを吸うのはどちら？

答え ‥‥‥

例 士＋原＋心＋頁＝ 志 願

① 元＋十＋頁＋口＋口
＝ □ □

② 月＋十＋羽＋早＋立
＝ □ □

基礎トレ

意味と合う四字熟語の漢字を書きましょう

① たい げん そう ご
□ □ 壮 語

おおげさに言うこと。できそうにもないことや威勢のいいことをいうこと。

② ゆう しゅう の び
□ □ 之 美

最後までしっかりやり通し、立派な結果を残すこと。

●093日目／答え

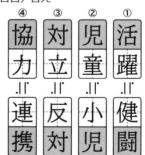

④ 協力 ‖ 連携
③ 対立 ‖ 反対
② 児童 ‖ 小児
① 活躍 ‖ 健闘

言葉クイズ／答え **サンドウ**（賛同、参道、産道）
基礎トレ／答え ①悲喜交交 ②孤立無援

漢字パズル　　四字熟語ブロック分割

枠の中に四字熟語を詰め込みました。その中の1つを太い枠で囲みました。同じ要領で、4つのマスを連続させて、四字熟語を囲んでください。最後に連続しない4つのマスが残ります。その漢字で四字熟語を考えて、下にあるマスに書いてみましょう。

言葉クイズ

ヒトナミニオゴレヤと覚えるのはルートいくつ？
① ルート2　② ルート3　③ ルート5

浄	楽	極	命	我	代	時	金
土	乱	報	立	心	安	沈	黄
心	不	応	果	音	気	消	言
一	中	天	因	同	意	無	雑
明	神	地	夢	口	異	悪	口

答え

四字熟語 ＿＿＿＿

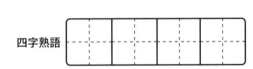

基礎トレ　意味と合う四字熟語の読みを書きましょう

① 優 柔 不 断
ぐずぐずして、物事の決断がにぶいこと。

② 問 答 無 用
話し合っても無意味なさま。

●094日目／答え

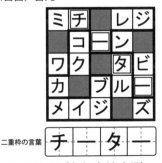

二重枠の言葉　チ ー タ ー

言葉クイズ／答え　メイシ（名士、名刺、名詞）
基礎トレ／答え ①しんちんたいしゃ
②れんさはんのう

言葉
学習
同じ読みの5つの二字熟語

マス目には同じ読み「こうし」になる二字熟語が入ります。言葉の意味をヒントに「候補」の漢字をマス目に当てはめて、5つの二字熟語を書き分けてください。

言葉クイズ

① 野村胡堂が書いた捕物帖の主人公は？
半七　②銭形平次　③人形佐七

答え

こうし

⇓
細い角材などを碁盤の目のように組み作った建具。

⇓
小さい牛。また、牛の子。

⇓
権利・権力、また非常手段を実際に使うこと。

⇓
講演や講義をする人。

⇓
公に関することと私に関すること。

候補

公　牛　格　私　講
使　子　師　行　子

●095日目／答え

①の二字熟語

頑固

②の二字熟語

翌朝

基礎トレ
意味と合う四字熟語の漢字を書きましょう

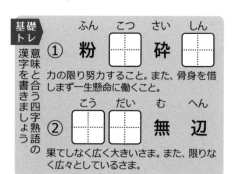

ふん　こつ　さい　しん

① 粉□砕□

力の限り努力すること。また、骨身を惜しまず一生懸命に働くこと。

こう　だい　む　へん

② □□無辺

果てしなく広く大きいさま。また、限りなく広々としているさま。

言葉クイズ／答え　ヘビ　ヘビィ・スモーカー
基礎トレ／答え　①大言壮語　②有終之美

学習日　／　月　日

言葉学習　慣用句線つなぎ

例と同じ要領で、①〜⑤のすべてが、慣用句になるように、線で結んでください。

言葉クイズ

香水の量をはかる単位は次のどれ？
①オンス　②ガロン　③パイント

答え

例	①	②	③	④	⑤
愛	横	初	時	臆	画
想	間	面	餅	車	日
がつきる	がでる	もない	をおす	にきす	をさく

基礎トレ

意味と合う四字熟語の読みを書きましょう

① 門外不出
大切な物を部外者に見せないように、外に持ち出さないこと。

② 人生行路
人がこの世に生きて行く道。人間の生活。世渡り。

●096日目／答え

浄	楽	極	命	我	代	時	金
土	乱	報	立	心	安	沈	黄
心	不	応	果	音	気	消	言
一	中	天	因	同	意	無	雑
明	神	地	夢	口	異	悪	口

四字熟語　無我夢中

言葉クイズ／答え　②ルート3
基礎トレ／答え　①ゆうじゅうふだん
　　　　　　　　②もんどうむよう

113

言葉学習 難読しりとりループ

学習日　／　月　日

9つの二字熟語のうち、8つは「読み」でしりとりが成り立ちます。では、しりとりに入れない二字熟語はどれでしょう。下の枠に書いてください。

言葉クイズ

① 金婚式は、結婚何年目のお祝い？　② 25年目　② 30年目　③ 50年目

栗鼠	旋毛	早稲
雪駄	黄泉	出納
団扇	砂利	松明

答え

しりとりに入れない
二字熟語　　□□

基礎トレ

意味と合う四字熟語の漢字を書きましょう

① かん　げん　みつ　ご
□□ 蜜語

相手の気を引いたり、取り入ったりするための甘い言葉。おせじ。

② もの　み　ゆ　さん
□□ 遊山

気晴らしにあちらこちらを見物すること。

●097日目／答え

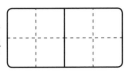

こうし
| 格 | 子 | 行 | 講 | 公 |
| 子 | 牛 | 使 | 師 | 私 |

言葉クイズ／答え ②銭形平次
基礎トレ／答え ①粉骨砕身　②広大無辺

100日目 漢字パズル ノーヒントクロス

学習日 ／ 月 日

言葉クイズ

なぞなぞです。
アヒルと白鳥、どちらが禁煙している?

答え

まったくヒントのないクロスワードです。言葉のつながりだけをたよりにして、候補の言葉を、5×5の枠に詰め込んで、クロスワードを作ってください。さらに、二重枠のカタカナを上から読んでできる言葉を、下のマスに書いてみましょう。

候補

イツカ ダム ダイ ライム スキ
バス ケーキ ゲタ タラコ
サコツ カバー サンポ ポロ

二重枠の言葉

基礎トレ

意味と合う四字熟語の読みを書きましょう

① 人 畜 無 害
人や家畜に何の害も悪影響も与える恐れがないこと。おとなしい性格の人。

② 奇 想 天 外
普通では思いもよらない奇抜なこと。またそのさま。

●098日目／答え
①横ー車ーをおす
②初ー日ーがでる
③時ー間ーをさく
④臆ー面ーもない
⑤画ー餅ーにきす

言葉クイズ／答え ①オンス
基礎トレ／答え ①もんがいふしゅつ
②じんせいこうろ

115

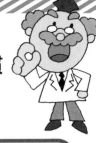

横井教授がおススメする

脳の若さを保つ生活習慣

カロリーと塩分は摂り過ぎない

カロリー過多は活性酸素を増やし、脳の老廃物蓄積を促進すると考えられ、認知症発症リスクを上げると考えられています。また塩分過多の食生活は血管をもろくして、脳血管障害を引き起こしやすくします。

趣味を持ってみましょう

塗り絵や折り紙、絵を描く、習字や切り絵をする。これらは「アートセラピー」と呼ばれる物で、指先を使う知的活動として、脳活性に効果があるといわれています。夢中になれる趣味を持ってみましょう。

農作業は予防になります

農業や畑仕事は、何をどう育てるかを考える「知的活動」と実際に作業をする「運動」の双方向から脳活性に効果が見込めます。さらに収穫という報酬、達成感が得られることも、いい刺激となりおすすめです。

思い出して書いてみましょう

最近、感動した
言葉

最近、読んだ本
観た映画

●099日目／答え

しりとりに入れない二字熟語

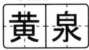 よみ

しりとりは次のようになります。
団扇（うちわ）→早稲（わせ）→雪駄（せった）→松明（たいまつ）→旋毛（つむじ）→砂利（じゃり）→栗鼠（りす）→出納（すいとう）→

言葉クイズ／答え ③５０年目
基礎トレ／答え ①甘言蜜語　②物見遊山

101日目

「候補」をマスに当てはめて、4つの四字熟語を作ってください。さらに、使わずに「候補」に残った漢字で、三字熟語を作って、下にあるマスに書いてみましょう。

言葉クイズ

ひらがなで書かれた計算式の答えは？＋－より×÷を先に計算しましょう。

よんかけるにかけるに

答え

重　要　　書　　　類

候補

金　人　格　必　人　経　外　二
費　現　秘　留　化　社　石

三字熟語

基礎トレ 意味と合う四字熟語の読みを書きましょう

① 機 会 均 等
すべての人や組織・団体に対して、機会を平等に与えること。

② 一 目 瞭 然
一目見ただけで、はっきりとわかるさま。一目で明らかにわかるさま。

●100日目／答え

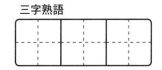

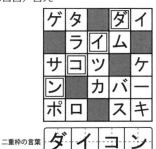

二重枠の言葉　ダイコン

言葉クイズ／答え　白鳥→スワン＝吸わん
基礎トレ／答え ①じんちくむがい
②きそうてんがい

117

言葉クイズ

ひらがなで書かれた計算式の答えは？
＋－より×÷を先に計算しましょう。

ろくかけるろくたすろくわるろく

答え

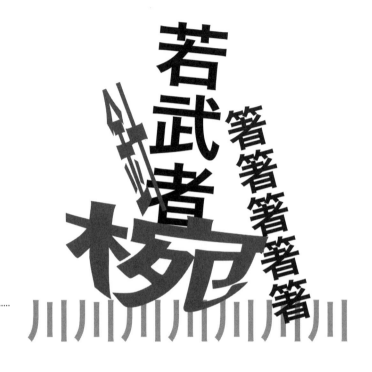

若武者

答え

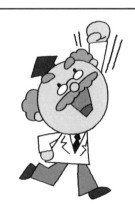

基礎トレ

意味と合う四字熟語の漢字を書きましょう

① ひ　がい　もう　そう
□□　□□　妄　想

自分が他人から、ありもしない危害を受けていると思い込むこと。

② じゃ　しん　ぶっ　こう
蛇　□　仏　□

執念深く陰険な心を持ちながら、口先だけは仏のように親切であること。

118

103日目 漢字パズル 三字熟語スケルトン

学習日　月　日

「候補」の三字熟語で、熟語同士が重なりつながるスケルトンを作ってください。さらに、二重枠の漢字で三字熟語を考えて、下にあるマスに書いてみましょう。

言葉クイズ

ひらがなで書かれた計算式の答えは？
＋－より×÷を先に計算しましょう。

ろくたすごかけるななひくなな

答え

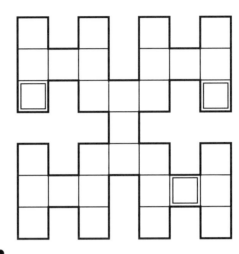

候補

作品名	拡大図	大上段	有段者	世間体
出世頭	人名録	操作性	新体操	将来性
来場数	名文家	漢数字	有名人	国家老

三字熟語

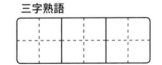

基礎トレ
意味と合う四字熟語の読みを書きましょう

① 有 口 無 行
口先からの出まかせばかりで、実行が伴わないこと。

② 不 眠 不 休
眠ったり休んだりしないこと。休まず事に当たることをいう。

●101日目／答え

二	必	現	化
重	要	金	石
人	経	書	人
格	費	留	類

三字熟語　社 外 秘

言葉クイズ／答え　4×2×2＝16
基礎トレ／答え　①きかいきんとう
　　　　　　　　②いちもくりょうぜん

119

漢字パズル　**二字熟語をつなげ！**

　　矢印の方向に読むと二字熟語ができるように、中央の
マスに漢字を当てはめてください。当てはめた漢字は二字熟語
になっています。二字熟語を下のマスに書いてみましょう。

言葉クイズ

ひらがなで書かれた計算式の答えは？
＋－より×÷を先に計算しましょう。

はちひくさんかけるいちわるさん

答え

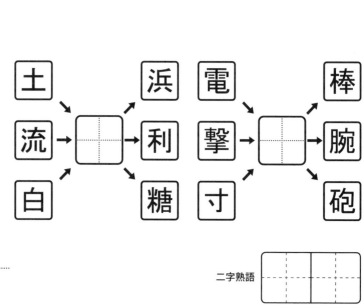

二字熟語

●102日目／答え

基礎トレ

意味と合う四字熟語の漢字を書きましょう

①　じ　ご　しょう　だく　　承　諾

事がすんだあとで、それについての承諾を受けること。

②　が　りょう　てん　せい　　竜　　睛

物事を完成するために、最後に加える大切な仕上げのたとえ。

●102日目／答え

一寸法師

言葉クイズ／答え　6×6＋6÷6＝37
基礎トレ／答え　①被害妄想　②蛇心仏口

パズル面のすべてのマスを、「候補」の言葉で埋めましょう。一文字目を、パズル面の同じ番号のマスに入れ、タテかヨコの隣接するマスを進んで埋めてください。ただし、他の言葉にある同じ文字とはマスを共通できます。

ひらがなで書かれた計算式の答えは？＋－より×÷を先に計算しましょう。
よんかけるさんひくぜろひくよん

答え

1	2		3		4
			5		
		6			7
					8
9			10		
11		12			

候補

①読書三昧　②再三再四　③泥仕合　④合格通知

⑤知能指数　⑥舞文曲筆　⑦等比数列

⑧一方通行　⑨特筆大書　⑩同工異曲

⑪日曜大工　⑫大名行列

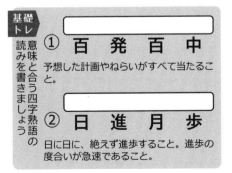
●103日目／答え

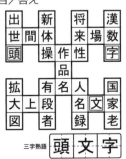

三字熟語　頭 文 字

言葉クイズ／答え　6＋5×7-7＝34
基礎トレ／答え　①ゆうこうむこう
　　　　　　　　②ふみんふきゅう

106 日目

言葉学習 反対語

学習日　月／日

意味がまったく逆になる言葉の関係を「反対語」といいます。候補の漢字をマスに当てはめて、それぞれ「反対語」になるようにしてください。

言葉クイズ

なぞなぞです。
何も一切食べないで、
ずっと吐き出してばかりの口って何？

答え

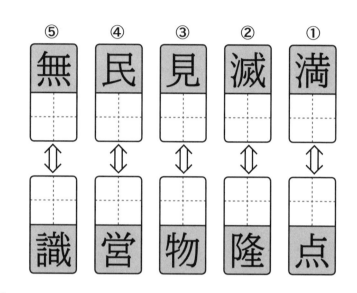

⑤ 無 ⇕ 識
④ 民 ⇕ 営
③ 見 ⇕ 物
② 滅 ⇕ 隆
① 満 ⇕ 点

候補

国　知　興　零　亡
点　本　現　営　博

基礎トレ
意味と合う四字熟語の漢字を書きましょう

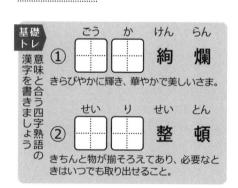

① ごう／か／けん／らん　絢爛

きらびやかに輝き、華やかで美しいさま。

② せい／り／せい／とん　整頓

きちんと物が揃えてあり、必要なときはいつでも取り出せること。

●104日目／答え

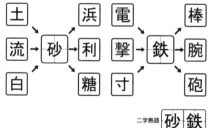

土／流／白 → 砂 → 利　浜　糖　寸

電／撃 → 鉄 → 棒　腕　砂　砲

二字熟語 **砂鉄**

言葉クイズ／答え　8 − 3 × 1 ÷ 3 ＝ 7
基礎トレ／答え　①事後承諾　②画竜点睛

言葉学習 ナゾトレ

学習日　月／日

「ある」の言葉は、共通の法則にしたがっています。その法則は何でしょうか？　見抜いて答えてください。

言葉クイズ

共通の音になる言葉は何でしょう？
セレモニー　シーズン　タクトを振る

答え

ある	なし
はな 花	かじつ 果実
もも 桃	こうしえん 梅
した 下	うえ 上
め 芽	くき 茎
かみ 神	あくま 悪魔

ヒント ／ 「ある」は何かの言葉と同じです

答え
「ある」に
共通する法則

基礎トレ

意味と合う四字熟語の読みを書きましょう

① 他 人 行 儀
親しい間柄なのに、親しくないように、よそよそしく振舞うこと。

② 大 安 吉 日
陰陽道で、旅行・結婚など物事を行うのに最も縁起の良いとする日。

●105日目／答え

¹読	²再	四	³泥	仕	⁴合
書	三	再	⁵知	通	格
大	味	⁶舞	能	比	⁷等
筆	曲	文	指	数	⁸一
⁹特	異	工	¹⁰同	列	方
¹¹日	曜	¹²大	名	行	通

言葉クイズ／答え　4×3-0-4＝8
基礎トレ／答え ①ひゃっぱつひゃくちゅう
　　　　　　　②にっしんげっぽ

漢字パズル　漢字詰めクロスワード

「候補」の漢字をマスに当てはめて、熟語が重なりつながるクロスワードを作ってください。さらに、二重枠の漢字で四字熟語を考えて、下にあるマスに書いてみましょう。

言葉クイズ

共通の音になる言葉は何でしょう？
病人を世話　開けはなつ　集いの冊子

答え

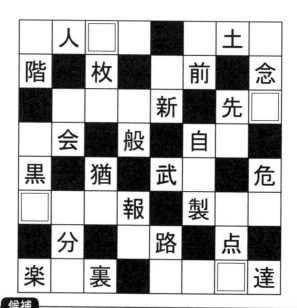

候補

意 家 一 上 風 下 機 記 気 脚 氷 最
三 生 大 天 二 日 道 目 面 屋 予

四字熟語

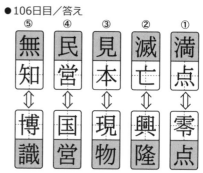

●106日目／答え

⑤ 無知 ⇔ 博識
④ 民営 ⇔ 国営
③ 見本 ⇔ 現物
② 滅亡 ⇔ 興隆
① 満点 ⇔ 零点

言葉クイズ／答え　蛇口
基礎トレ／答え　①豪華絢爛　②整理整頓

学習日　月／日

太い下線の言葉は、会話の中で使われている「カタカナ語（外来語）」です。それを日本語に置き換えました。その日本語を漢字で書いてください。

言葉クイズ

共通の音になる言葉は何でしょう？

物づくりの場　より良くなる　興行の挨拶

答え

① ポジティブな考え方で導く。

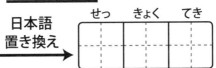

日本語置き換え → | せっ | きょく | てき |

② プレゼンテーションする経営者。

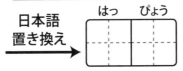

日本語置き換え → | はっ | ぴょう |

③ 不審者を防ぐセキュリティー。

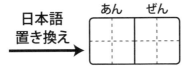

日本語置き換え → | あん | ぜん |

④ リニューアルされた商業ビル。

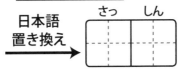

日本語置き換え → | さっ | しん |

基礎トレ
意味と合う四字熟語の読みを書きましょう

① 本 家 本 元
最も正統で、おおもとをなす血筋の家や人、また、流派や商売。

② 天 地 神 明
天と地のあらゆる神々のこと。

●107日目／答え
「ある」は、体の部分の名称と同じ言葉です。
「花→鼻」「桃→腿」「下→舌」「芽→目」「神→髪」となります。

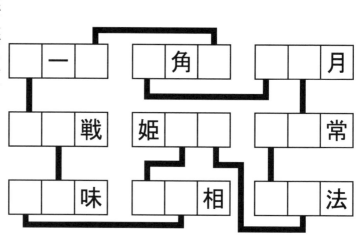

110日目

学習日 ／ 月 ／ 日

言葉クイズ

「候補」の漢字をマスに当てはめて、15の三字熟語を作ってください。そのとき、太い線でつながれた2つのマスには、同じ漢字を入れてください。

なぞなぞです。カエルは八虫類、ペリカンは鳥類、シカは草食類、ライオンは哺乳類、ではすべての命を脅かすのは何類？

答え

候補

非 百 面 点 日
白 合 紅 三

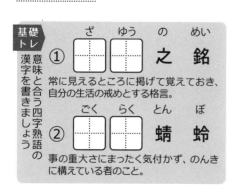

基礎トレ

意味と合う四字熟語の漢字を書きましょう

① ざ ゆう の めい
□□ 之 銘
常に見えるところに掲げて覚えておき、自分の生活の戒めとする格言。

② ごく らく とん ぼ
□□ 蜻 蛉
事の重大さにまったく気付かず、のんきに構えている者のこと。

●108日目／答え

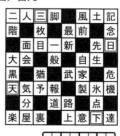

二	人	三	脚	■	風	土	記
階	■	枚	■	最	前	■	念
■	面	目	一	新	■	先	日
大	会	■	般	■	自	生	■
黒	■	猶	■	武	家	■	危
天	気	予	報	■	製	氷	機
■	分	■	道	路	■	点	■
楽	屋	裏	■	上	意	下	達

四字熟語 三 白 天 下

言葉クイズ／答え **カイホウ**（介抱、開放、会報）
基礎トレ／答え ①一言一句　②遺憾千万

漢字をバラバラに分けて、順序を入れ替えました。パーツを正しく並べて、意味の通る三字熟語を答えてください。

学習日 ／ 月 日

言葉クイズ

共通の音になる言葉は何でしょう？
ひまがある　恐れ知らず　夕方から読む

答え

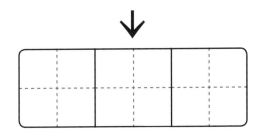

例 旲安 → 宴会

晑特封

↓

●109日目／答え
①ポジティブ＝積極的
②プレゼンテーション＝発表
③セキュリティー＝安全
④リニューアル＝刷新

基礎トレ

意味と合う四字熟語の読みを書きましょう

① 既 成 概 念
ある物事について、すでにできあがっている大まかな意味内容。

② 公 明 正 大
私心をさしはさまず、公正に事を行うこと。また、そのさま。

言葉クイズ／答え コウジョウ（工場、向上、口上）
基礎トレ／答え ①ほんけほんもと
　　　　　　　②てんちしんめい

ナゾトレ・仲間外れをさがせ

ある共通点にしたがって、言葉を集めました。しかしこの中に、共通点を満たさない「仲間はずれ」が1つあります。それはどれでしょう？

言葉クイズ

共通の音になる言葉は何でしょう？

まだ幼い　やるべき事柄　歯を掃除

千　乙
椿　粉雪
親指　白雪

ヒント／後ろに何か付きます

答え

仲間はずれ

基礎トレ

意味と合う四字熟語の漢字を書きましょう

① ふ 不 □ ろう □ ふ 不 □ し □

いつまでも年をとらず、死なないこと。
いつまでも老いることなく生きること。

② に 二 □ てん □ さん 三 □ てん □

物事の方針や方向がくるくると変わり、なかなか定まらないこと。

●110日目／答え

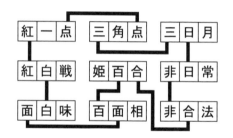

言葉クイズ／答え　人類
基礎トレ／答え　①座右之銘　②極楽蜻蛉

違う言葉なのに意味がほぼ同じ言葉の関係を「同義語」といいます。「候補」をマスに当てはめて、「同義語」になるようにしてください。

言葉クイズ

共通の音になる言葉は何でしょう？

張り合う　あとにさがる　豊臣秀吉

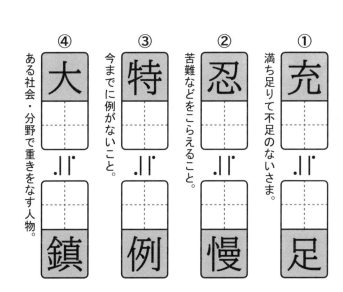

④ 大　＝　鎮
ある社会・分野で重きをなす人物。

③ 特　＝　例
今までに例がないこと。

② 忍　＝　慢
苦難などをこらえること。

① 充　＝　足
満ち足りて不足のないさま。

答え

候補

満　耐　異　我
別　物　分　重

●111日目／答え

基礎トレ

意味と合う四字熟語の読みを書きましょう

① 不　朽　不　滅
永久に朽ち滅びることがないこと。

② 四　捨　五　入
4以下なら切り捨て、5以上なら切り上げて1とし、加える方法。

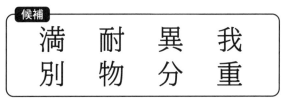

柱　時　計

言葉クイズ／答え **ユウカン**（有閑、勇敢、夕刊）
基礎トレ／答え ①きせいがいねん
　　　　　　　②こうめいせいだい

漢字パズル ジグソークロス

カタカナが書かれた5つの部品を、5×5の枠に詰め込んで、クロスワードを作ってください。部品は枠からはみ出したり、重なってはいけません。きっちり部品を詰め込んだときに、二重枠のカタカナを上から読んでできる言葉を、下のマスに書いてみましょう。

言葉クイズ

なぞなぞです。
ガイコツ、墓に入ると何になる?

答え

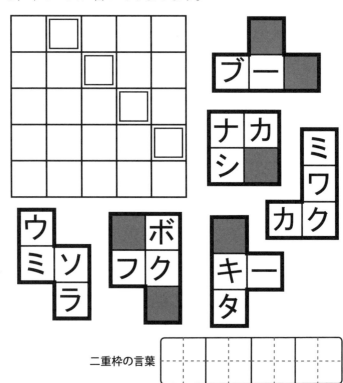

二重枠の言葉

基礎トレ

意味と合う四字熟語の漢字を書きましょう

①
む	しょく	とう	めい
		透	明

色がついていないで、すきとおっていること。また、そのさま。

②
いっ	しょく	そく	はつ
		即	発

触れただけで、すぐに爆発しそうな状態の意から、きわめて緊迫した状態や状況。

●112日目／答え
「粉雪」が仲間はずれです。その他の漢字は、後ろに「姫」を付けて言葉になります。「千姫」「乙姫」「椿姫」「親指姫」「白雪姫」です。粉雪姫はありません。

言葉クイズ／答え ヨウジ(幼児、用事、楊枝)
基礎トレ／答え ①不老不死　②二転三転

115日目

漢字パズル 漢字部首たし算

例と同じ要領で、漢字の部分をうまく組み合わせて、二字熟語を作ってください。

学習日　月　日

言葉クイズ

①イソップ童話のイソップはどこの国の人？
①フランス　②ドイツ　③ギリシャ

答え

例 士＋原＋心＋頁＝ 志 願

① 糸＋頁＋心＋客＋公
＝ ☐☐

② 車＋日＋車＋立＋車
＝ ☐☐

基礎トレ 意味と合う四字熟語の読みを書きましょう

① 前 途 有 望
将来成功する可能性を大いに秘めているさま。

② 十 年 一 日
長い間たっているにもかかわらず、何も変わっていないこと。

●113日目／答え

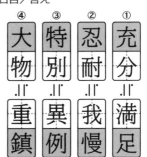

④大物＝重鎮　③特別＝異例　②忍耐＝我慢　①充分＝満足

言葉クイズ／答え　**タイコウ**（対抗、退行、太閤）
基礎トレ／答え　①ふきゅうふめつ　②ししゃごにゅう

四字熟語ブロック分割

枠の中に四字熟語を詰め込みました。その中の1つを太い枠で囲みました。同じ要領で、4つのマスを連続させて、四字熟語を囲んでください。最後に連続しない4つのマスが残ります。その漢字で四字熟語を考えて、下にあるマスに書いてみましょう。

学習日　／　月　日

言葉クイズ

姫路城は、別名何という？
① 白鷺城　② 白鳥城　③ 白兎城

南	年	成	晩	器	手	喝	采
船	功	序	列	大	拍	択	一
北	不	才	多	攻	二	者	白
馬	柔	内	学	博	歩	落	砂
剛	外	難	日	進	月	松	青

答え

四字熟語 〔　　〕〔　　〕〔　　〕〔　　〕

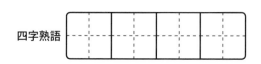

基礎トレ
意味と合う四字熟語の漢字を書きましょう

① 不労□□（ふ・ろう・しょ・とく）
利子・家賃・地代など、勤労以外で得た収入。

② 冠□□絶（かん・ぜん・ぜつ・ご）
ずばぬけてすぐれている形容。また、非常に珍しいことの形容。

●114日目／答え

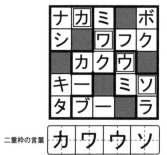

二重枠の言葉 カ ウ ウ ツ

言葉クイズ／答え **イコツ＝遺骨**
基礎トレ／答え ①無色透明　②一触即発

ひらがなは漢字の読みです。「候補」の漢字をマスに当てはめて、同じ読みで違う意味になる二字熟語を、2つずつ作ってください。「候補」には、使わない漢字が2つ含まれています。

言葉クイズ

① お坊さんが言う「般若湯」とは、何のこと？

① 味噌汁　② 酒　③ 茶

答え

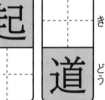

保 ／ ほ しゅ 手

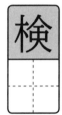

時 ／ じ かん 間

起 ／ き どう 道

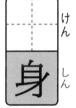

検 ／ けん しん 身

候補

| 診 | 簡 | 守 | 捕 | 献 |
| 導 | 間 | 字 | 動 | 軌 |

基礎トレ

意味と合う四字熟語の読みを書きましょう

① 自 問 自 答

自らに問いかけて、自ら答えをいうこと。あれこれ考えて思い悩むこと。

② 唯 一 無 二

他に同類のものがなく、その1つ以外並ぶものがないこと。

●115日目／答え

①の二字熟語

総 額

②の二字熟語

轟 音

言葉クイズ／答え ③ギリシャ
基礎トレ／答え ①ぜんとゆうぼう
②じゅうねんいちじつ

言葉学習 慣用句線つなぎ

学習日 月 日

例と同じ要領で、①〜⑤のすべてが、慣用句になるように、線で結んでください。

言葉クイズ

フィンランドの首都はどこ？
①オスロ ②ヘルシンキ ③ヌーク

答え

⑤ 道 ● ● 面 ● にたつ

④ 矢 ● ● 草 ● をををわる

③ 土 ● ● 唾 ● にきす

② 固 ● ● 燼 ● をくう

① 灰 ● ● 俵 ● をのむ

例 愛 —— 想 —— がつきる

基礎トレ

意味と合う四字熟語の漢字を書きましょう

① 起 [き] □[し] 回 [かい] □[せい]

危機に直面した状態を、一気に良い方向に立て直すこと。

② □[し] 方 [ほう] □[はっ] 方 [ぽう]

あちらこちら。あらゆる方向。周囲のすべて。

●116日目／答え

南	年	成	晩	器	手	喝	采
船	功	序	列	大	拍	択	一
北	不	才	多	攻	二	者	白
馬	柔	内	学	博	歩	落	砂
剛	外	難	日	進	月	松	青

四字熟語 | 難 | 攻 | 不 | 落 |

言葉クイズ／答え ①白鷺城
基礎トレ／答え ①不労所得 ②冠前絶後

119日目

言葉学習 難読しりとりループ

学習日 ／月 ／日

9つの二字熟語のうち、8つは「読み」でしりとりが成り立ちます。では、しりとりに入れない二字熟語はどれでしょう。下の枠に書いてください。

言葉クイズ

なぞなぞです。
女の子が脚にはく王様は？

小姑	空蝉	異名
蓮華	丁髷	把手
鳩尾	丁寧	下戸

答え

しりとりに入れない
二字熟語

基礎トレ
意味と合う四字熟語の読みを書きましょう

① 用意周到
用意が細かいところまで行き届いていること。少しも手ぬかりがないこと。

② 呉越同舟
仲の悪い者同士や敵味方が、同じ場所や境遇にいること。

●117日目／答え

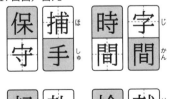

言葉クイズ／答え ②酒
基礎トレ／答え ①じもんじとう ②ゆいいつむに

学習日 ／ 月 日

まったくヒントのないクロスワードです。言葉のつながりだけをたよりにして、候補の言葉を、5×5の枠に詰め込んで、クロスワードを作ってください。さらに、二重枠のカタカナを上から読んでできる言葉を、下のマスに書いてみましょう。

言葉クイズ

① 次のうち、木管楽器はどれ？
① チューバ　②ホルン　③オーボエ

答え

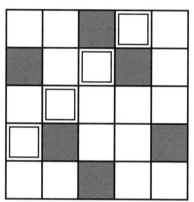

候補

キエイ　サギ　エト　トサカ　ゴゴ
スモウ　イナゴ　ムキ　ギンガ
スイサイガ　カナ　ウド

二重枠の言葉

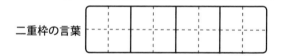

基礎トレ

漢字を書きましょう　意味と合う四字熟語の

① 無 為 ｜ し ｜ ぜん
　む　い
人の手を加えないで、何もせずあるがままにまかせること。

② ｜ ひゃく ｜ せん ｜ 錬 磨
　　　　　　　　　　れん　ま
数々の実戦で鍛えられること。また、多くの経験を積んでいること。

●118日目／答え
①灰－燼－にきす
②固－唾－をのむ
③土－俵－をわる
④矢－面－にたつ
⑤道－草－をくう

言葉クイズ／答え ②ヘルシンキ
基礎トレ／答え ①起死回生　②四方八方

横井教授がおススメする

脳の若さを保つ生活習慣

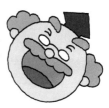

回想法を楽しんでみよう

懐かしい物に触れて昔の思い出を呼び起こす回想法は、脳を活性化し精神状態を安定させる効果があります。「若い頃に憧れていた俳優・女優」など、懐かしいテーマで会話をしてみるだけでも効果があります。

睡眠不足、寝すぎどちらも注意

適切な睡眠習慣として、夜6～8時間の睡眠と30分未満の昼寝が推奨されています。昼寝は寝すぎると、夜眠れなくなり、生活リズムを崩してしまうので、注意が必要となります。無理な夜更かしで、就寝時間が乱れることは避けましょう。

食べ物それぞれに役割がある

カロリーを気にして敬遠しがちな肉には、脳の神経細胞の素になるトリプトファンや、記憶・集中力をアップするアラキドン酸も多く含まれています。カロリー過多に注意しながら、バランスよく摂ることが大切です。

思い出して書いてみましょう

最近、興味を
持っているスポーツ

最近、興味を
持っているドラマ

●119日目／答え

**しりとりに入れない
二字熟語**

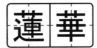　れんげ

しりとりは次のようになります。
空蝉（うつせみ）→鳩尾（みぞおち）→丁
髷（ちょんまげ）→下戸（げこ）→小姑（こ
じゅうと）→把手（とって）→丁寧（てい
ねい）→異名（いみょう）→

言葉クイズ／答え **ストッキング**
基礎トレ／答え ①**よういしゅうとう**
　　　　　　②**ごえつどうしゅう**

137

漢字パズル　**四字熟語見つけた！**

「候補」をマスに当てはめて、4つの四字熟語を作ってください。さらに、使わずに「候補」に残った漢字で、三字熟語を作って、下にあるマスに書いてみましょう。

言葉クイズ

① 「明」の後に成立した中国の王朝は？
① 清　② 元　③ 宋

答え

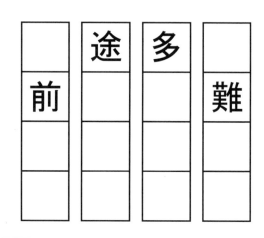

途　多

前　　　　難

候補

打 七 開 国 籍 空 後 中
下 策 軍 八 車 苦 絶

三字熟語

基礎トレ

意味と合う四字熟語の漢字を書きましょう

① □□始終（いち・ぶ・し・じゅう）

物事の最初から最後までのくわしい事情のこと。

② □□移入（かん・じょう・い・にゅう）

自然の風物や芸術作品に対して自分の感情を投射し、それと一体になること。

●120日目／答え

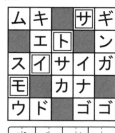

ム	キ		サ	ギ
		エ	ト	ン
ス	イ	サ	イ	ガ
モ			カ	ナ
ウ	ド		ゴ	ゴ

二重枠の言葉　サ ト イ モ

言葉クイズ／答え ③オーボエ
基礎トレ／答え ①無為自然　②百戦錬磨

漢字を使って絵を描いてみました。何を表しているのでしょうか?

学習日 ＿月＿日

言葉クイズ

「木菟」の読みは?
① みみずく ② むささび ③ ふくろう

答え

台台台台台台
碯 碯
子 砂砂 子
砂砂
砂砂
砂砂
砂砂
碯 碯砂
子 砂砂砂 子
砂砂砂砂
台台台台台台

答え

基礎トレ

意味と合う四字熟語の読みを書きましょう

① 新 進 気 鋭
新たにその分野に現れ、意気込みが鋭く、将来有望なさま。また、そういう人のこと。

② 真 実 一 路
偽りのない真心をもって一筋に進むこと。

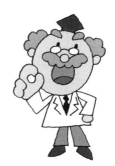

139

漢字パズル 三字熟語スケルトン

「候補」の三字熟語で、熟語同士が重なりつながるスケルトンを作ってください。さらに、二重枠の漢字で三字熟語を考えて、下にあるマスに書いてみましょう。

学習日 ／ 月 日

言葉クイズ

なぞなぞです。大人にも難しい数学の問題を解き、英会話もペラペラの子供は何才？

答え

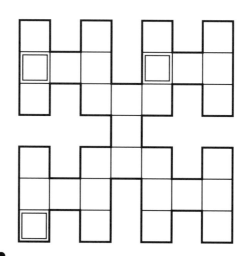

候補

境界線	日記帳	特待生	記念日	刊行物
絵物語	入場券	誕生日	人別帳	別世界
絵日記	証券所	不特定	記入欄	増刊号

三字熟語

●121日目／答え

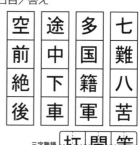

空	途	多	七
前	中	国	難
絶	下	籍	八
後	車	軍	苦

三字熟語 | 打 | 開 | 策 |

言葉クイズ／答え ①清
基礎トレ／答え ①一部始終　②感情移入

漢字パズル 二字熟語をつなげ！

矢印の方向に読むと二字熟語ができるように、中央のマスに漢字を当てはめてください。当てはめた漢字は二字熟語になっています。二字熟語を下のマスに書いてみましょう。

言葉クイズ

ひらがなで書かれた計算式の答えは？
＋－より×÷を先に計算しましょう。

はち ひく いち かける さん

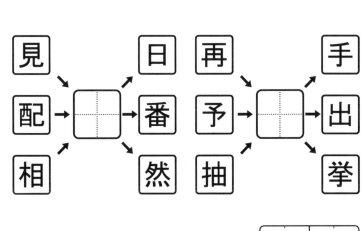

答え

二字熟語

基礎トレ
意味と合う四字熟語の読みを書きましょう

① 治 外 法 権
他人の支配や規則などによる拘束を受けないでいられる特殊な立場。

② 即 断 即 決
その場で直ちに決めること。間髪をおかずに決断を下すこと。

●122日目／答え

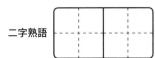

砂時計

言葉クイズ／答え ①みみずく
基礎トレ／答え ①しんしんきえい
②しんじついちろ

パズル面のすべてのマスを、「候補」の言葉で埋めましょう。一文字目を、パズル面の同じ番号のマスに入れ、タテかヨコの隣接するマスを進んで埋めてください。ただし、他の言葉にある同じ文字とはマスを共通できます。

言葉クイズ

ひらがなで書かれた計算式の答えは？
＋－より×÷を先に計算しましょう。

きゅうひくきゅうかけるぜろひくきゅう

答え

			1	2		3
		4	5			
	6			7		
	8					
		9			10	11

候補

① サッカー　② バレーボール　③ ケイバ

④ カヌー　⑤ スケート　⑥ トランポリン

⑦ ゴルフ　⑧ ラグビー　⑨ サーフィン

⑩ アーチエリー　⑪ カバデイ

基礎トレ

意味と合う四字熟語の漢字を書きましょう

① ぶ じ そく さい
□□ 息 災

病気や災いなど、心配事がなく、平穏に暮らしていること。また、そのさま。

② いっ しん ふ らん
□□ 不 乱

何か1つのことに心を集中して、他のことに心を奪われないさま。

●123日目／答え

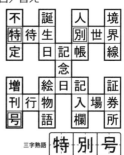

不	誕	人		境
特	待	生	別	世	界
定		日	記	帳	線
		念			
増		絵	日	記	証
刊	行	物	入	場	券
号		語	欄		所

三字熟語 特 別 号

言葉クイズ／答え 天才
基礎トレ／答え ①機会均等　②共存共栄

言葉学習　反対語

意味がまったく逆になる言葉の関係を「反対語」といいます。候補の漢字をマスに当てはめて、それぞれ「反対語」になるようにしてください。

言葉クイズ

ひらがなで書かれた計算式の答えは？
＋－より×÷を先に計算しましょう。
よんかけるよんたすさんわるいち

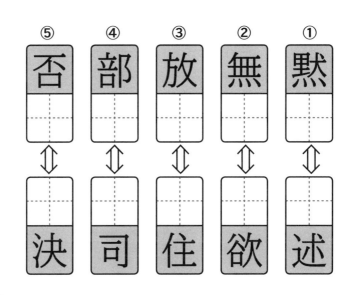

① 黙 ⇕ 述
② 無 ⇕ 欲
③ 放 ⇕ 住
④ 部 ⇕ 司
⑤ 否 ⇕ 決

答え

候補

浪　定　下　可　秘
強　供　欲　上　決

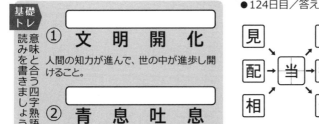

基礎トレ

意味と合う四字熟語の読みを書きましょう

① 文　明　開　化

人間の知力が進んで、世の中が進歩し開けること。

② 青　息　吐　息

非常に困ったときや、きわめて苦しいときに発する元気のないため息。

●124日目／答え

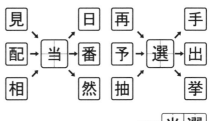

二字熟語　当選

言葉クイズ／答え　8−1×3＝5
基礎トレ／答え　①ちがいほうけん
　　　　　　　　②そくだんそっけつ

127日目 言葉学習 ナゾトレ

学習日　月／日

言葉クイズ

「ある」の言葉は、共通の法則にしたがっています。その法則は何でしょうか？　見抜いて答えてください。

ひらがなで書かれた計算式の答えは？　＋－より×÷を先に計算しましょう。
にかけるさんたすなたすご

答え

ある	なし
ぴあの ピアノ	ぎたー ギター
よぼう 予防	ようい 用意
やまて 山手	したまち 下町
すいへい 水平	かたむき 傾き
うんめい 運命	しゅくめい 宿命

ヒント／「ある」の後ろに何かが付きます

答え
「ある」に
共通する法則

基礎トレ

意味と合う四字熟語の漢字を書きましょう

① 雲　□□　霧　□□
うん　しゅう　む　さん

雲や霧が集まり散っていくように、多くのものが集まっては消えていくこと。

② □□　□□　立　命
あん　しん　りつ　めい

心を安らかにして身を天命にまかせ、どんなときにも動揺しないこと。

●125日目／答え

一	ツ	サ¹	バ²	イ	ケ³
ヌ	カ⁴	ス⁵	レ	ー	リ
ト⁶	ー	ケ	ゴ⁷	ボ	エ
ラ⁸	グ	ビ	ル	ー	チ
ン	サ⁹	ー	フ	ア¹⁰	カ¹¹
ポ	リ	ン	イ	デ	バ

言葉クイズ／答え　9－9×0－9＝0
基礎トレ／答え　①無事息災　②一心不乱

144

漢字パズル

漢字詰めクロスワード

「候補」の漢字をマスに当てはめて、熟語が重なりつながるクロスワードを作ってください。さらに、二重枠の漢字で四字熟語を考えて、下にあるマスに書いてみましょう。

言葉クイズ

なぞなぞです。
1ドル＝100円として、お湯を入れて3分で美味しく食べられるものは何ドル？

答え

君	□		生		事		野
		代		□	化		
	便		学				
相		疑		山		水	
□			題		色		朝
	例			下		無	
					上	□	
物		大		道			屋

候補

応 球 質 集 粧 体 長 時 名 入 機 不
編 変 返 水 紫 目 明 物 問 用 臨

四字熟語 ＿＿＿＿＿＿＿

基礎トレ

意味と合う四字熟語の読みを書きましょう

① 開 口 一 番

何かを話し始める一番最初に。口を開くやいなや。

② 時 機 到 来

事を起こそうとして、まさにその好機がやってきたこと。

●126日目／答え

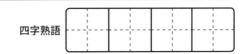

⑤	④	③	②	①
否決	部下	放浪	無欲	黙秘
⇕	⇕	⇕	⇕	⇕
可決	上司	定住	強欲	供述

言葉クイズ／答え　4×4＋3÷1＝19
基礎トレ／答え ①ぶんめいかいか
②あおいきといき

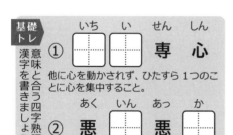

食べ物の名前を漢字で書いたものが上段に並んでいます。下段の仮名の言葉と線で結んで、漢字とその正しい読みを答えてください。

言葉クイズ

ひらがなで書かれた計算式の答えは？
＋－より×÷を先に計算しましょう。

きゅうひくはちかけるいちたすさん

答え

蕎麦 ●	●	きくらげ
木耳 ●	●	ジンギスカン
胡麻 ●	●	ようかん
滑子 ●	●	なめこ
羊羹 ●	●	シューマイ
焼売 ●	●	ごま
蒲鉾 ●	●	そば
成吉思汗 ●	●	かまぼこ

基礎トレ

意味と合う四字熟語の漢字を書きましょう

① いち　い　せん　しん
□□　□□　専　心

他に心を動かされず、ひたすら1つのことに心を集中すること。

② あく　いん　あっ　か
悪　□□　悪　□

悪い行為には、必ず悪い結果や報いがあること。

●127日目／答え

「ある」の後ろに「線」を付けると別の言葉になる。

「ピアノ線」「予防線（をはる）」「山手線」「水平線」「運命線（手相にある）」となります。

言葉クイズ／答え 2×3＋7＋5＝18
基礎トレ／答え ①雲集霧散　②安心立命

漢字パズル

漢字ネットワーク

「候補」の漢字をマスに当てはめて、15の三字熟語を作ってください。そのとき、太い線でつながれた2つのマスには、同じ漢字を入れてください。

言葉クイズ

ひらがなで書かれた計算式の答えは？
＋－より×÷を先に計算しましょう。

にたすよんかけるろくかけるご

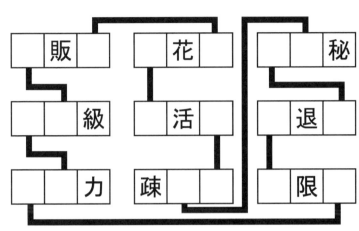

|販| |花| |秘|
|級| |活| |退|
|力|疎| |限|

答え

候補

店 無 量 社 重
生 外 感 寿

基礎トレ

意味と合う四字熟語の読みを書きましょう

① 全 力 投 球

全能力を傾けて、物事に処すること。

② 電 光 石 火

稲妻の光や石を打ったとき出る火の意から、動きが非常に素早いことのたとえ。

●128日目／答え

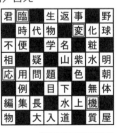

四字熟語 臨 機 応 変

漢字をバラバラに分けて、順序を入れ替えました。パーツを正しく並べて、意味の通る三字熟語を答えてください。

言葉クイズ

ひらがなで書かれた計算式の答えは？
＋－より×÷を先に計算しましょう。
さんたすにかけるはちかけるいち

答え

例　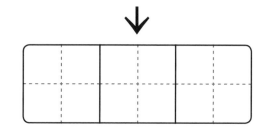

↓

●129日目／答え

蕎麦＝そば
木耳＝きくらげ
胡麻＝ごま
滑子＝なめこ
羊羹＝ようかん
焼売＝シューマイ
蒲鉾＝かまぼこ
成吉思汗＝ジンギスカン

基礎トレ

意味と合う四字熟語の漢字を書きましょう

① いっ □しゅく いっ □ぱん　一□一□
ちょっとした世話になること。小さな恩義でも忘れてはいけないという戒め。

② 韋駄 □てん □ばしり　韋駄□□
足の非常に速い人。また、その走りぶり。

言葉クイズ／答え　9−8×1＋3＝4
基礎トレ／答え　①一宿一飯　②悪因悪果

「一致」という共通点にしたがって、言葉を集めました。では、①～③で共通点を満たす「仲間」はどれでしょう？

言葉クイズ

なぞなぞです。
1ドル＝100円として、
かわいい女の子は何ドル？

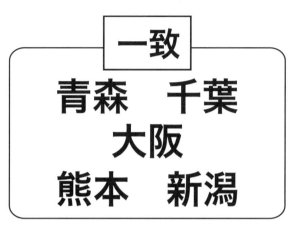

①兵庫　②京都　③三重

答え

ヒント／府県の名前と何かが一致しています

仲間 ［　　　　　　　　　　　］

●130日目／答え

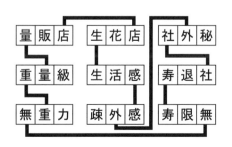

言葉クイズ／答え　2＋4×6×5＝122
基礎トレ／答え　①ぜんりょくとうきゅう
　　　　　　　　②でんこうせっか

133日目

言葉学習 同義語

学習日 ／月 ／日

違う言葉なのに意味がほぼ同じ言葉の関係を「同義語」といいます。「候補」をマスに当てはめて、「同義語」になるようにしてください。

言葉クイズ

共通の音になる言葉は何でしょう？
すでに出版　年4回出版　一定の時期

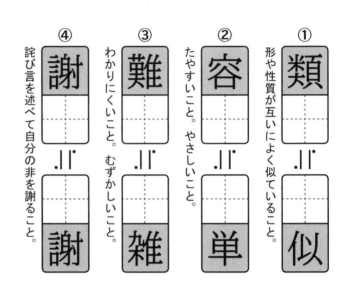

④
詫び言を述べて自分の非を謝ること。
謝
‖
謝

③
わかりにくいこと。むずかしいこと。
難
‖
雑

②
たやすいこと。やさしいこと。
容
‖
単

①
形や性質が互いによく似ていること。
類
‖
似

答え

候補

易　解　陳　似
複　罪　簡　相

基礎トレ

意味と合う四字熟語の漢字を書きましょう

① 異 [い][たい] 同 [どう][しん]

肉体は違っても、心は1つに固く結ばれていること。関係がきわめて深いたとえ。

② [あん][らく] [じょう][ど] 浄 土

仏教で、阿弥陀仏が居るという、苦しみや悩みのまったくない安楽な世界。

●131日目／答え

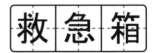

救 急 箱

言葉クイズ／答え　3＋2×8×1＝19
基礎トレ／答え　①一宿一飯　②韋駄天走

カタカナが書かれた5つの部品を、5×5の枠に詰め込んで、クロスワードを作ってください。部品は枠からはみ出したり、重なってはいけません。きっちり部品を詰め込んだときに、二重枠のカタカナを上から読んでできる言葉を、下のマスに書いてみましょう。

言葉クイズ

共通の音になる言葉は何でしょう？

個人の気持ち　車の購入前　マーケット

答え

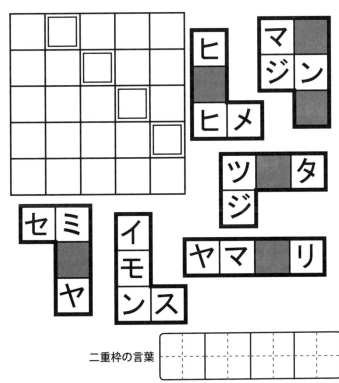

二重枠の言葉

基礎トレ

意味と合う四字熟語の読みを書きましょう

① 再 三 再 四

何度も何度も。たびたび。

② 春 夏 秋 冬

春・夏・秋・冬の四季のこと。また、「季節を問わず」「一年中」の意。

●132日目／答え

「②京都府→京都市」となる仲間です。
府県名と、府県庁所在地の市名が一致する府県が並んでいました。兵庫県は、神戸市。三重県は津市。京都府が、京都市で一致します。

例と同じ要領で、漢字の部分をうまく組み合わせて、二字熟語を作ってください。

言葉クイズ

共通の音になる言葉は何でしょう？

裏の攻撃　親に尽くす　中学卒業

答え

例 士＋原＋心＋頁＝ 志 願

① 竹＋力＋北＋月＋月
＝ □ □

② 寸＋各＋門＋木＋豆
＝ □ □

●133日目／答え

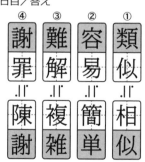

④ 謝罪 ⇅ 陳謝
③ 難解 ⇅ 複雑
② 容易 ⇅ 簡単
① 類似 ⇅ 相似

言葉クイズ／答え **キカン（既刊、季刊、期間）**
基礎トレ／答え ①異体同心　②安楽浄土

枠の中に四字熟語を詰め込みました。その中の1つを太い枠で囲みました。同じ要領で、4つのマスを連続させて、四字熟語を囲んでください。最後に連続しない4つのマスが残ります。その漢字で四字熟語を考えて、下にあるマスに書いてみましょう。

言葉クイズ

共通の音になる言葉は何でしょう？
こころざし　治療する　小さな鉱物

痛	快	若	自	然	外	純	単
願	無	比	法	泰	快	明	猪
本	力	直	刀	単	進	猛	突
日	他	入	変	地	異	権	直
吉	安	大	天	治	行	径	情

答え

四字熟語 □□□□

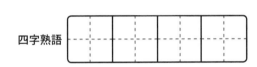

基礎トレ

意味と合う四字熟語の読みを書きましょう

① 正 当 防 衛

不当な侵害に対して、自分や他の人を守るためにやむを得ず行使する加害行為。

② 好 機 到 来

またとない、良い機会がめぐってくること。絶好の機会に恵まれること。

● 134日目／答え

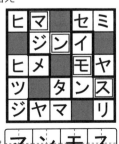

ヒ	マ		セ	ミ
	ジ	ン	イ	
ヒ	メ		モ	ヤ
ツ		タ	ン	ス
ジ	ヤ	マ		リ

二重枠の言葉　マ　ン　モ　ス

言葉クイズ／答え シジョウ（私情、試乗、市場）
基礎トレ／答え ①さいさんさいし
②しゅんかしゅうとう

マス目には同じ読み「かいほう」になる二字熟語が入ります。言葉の意味をヒントに「候補」の漢字をマス目に当てはめて、5つの二字熟語を書き分けてください。

言葉クイズ

共通の音になる言葉は何でしょう？

教えを広める　電気仕掛け　功績を記念

答え

かいほう

⇓ 数学で、問題を解く手順。

⇓ 束縛、制限されたりしているものを、ときはなして自由にすること。

⇓ 病気や傷がだんだん治ってくること。

⇓ 会の現状・活動記録・運営方針などを会員に報告するための印刷物。

⇓ 病人・けが人・酔っぱらいなどの世話をすること。看護。

候補

介　会　方　解　報
放　解　抱　快　法

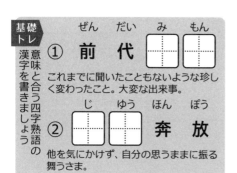

基礎トレ　意味と合う四字熟語の漢字を書きましょう

ぜん　だい　み　もん
① 前　代　□　□

これまでに聞いたこともないような珍しく変わったこと。大変な出来事。

じ　ゆう　ほん　ぽう
② □　□　奔　放

他を気にかけず、自分の思うままに振る舞うさま。

●135日目／答え

①の二字熟語

背 筋

②の二字熟語

格 闘

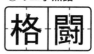

言葉クイズ／答え コウコウ（後攻、孝行、高校）
基礎トレ／答え ①悪逆無道　②物々交換

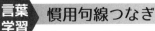

学習日　月　日

例と同じ要領で、①〜⑤のすべてが、慣用句になるように、線で結んでください。

例　愛 ●——● 想 ●——● がつきる

① 尻 ●　　　● 肌 ●　　　● がたつ

② 鳥 ●　　　● 馬 ●　　　● をかく

③ 目 ●　　　● 頭 ●　　　● にのる

④ 寝 ●　　　● 鼻 ●　　　● におく

⑤ 念 ●　　　● 首 ●　　　● がつく

言葉クイズ

なぞなぞです。
1ドル＝100円として、
電気とは違う優しい灯りは何ドル？

………答え………

● 136日目／答え

痛	快	若	自	然	外	純	単
願	無	比	法	泰	快	明	猪
本	力	直	刀	単	進	猛	突
日	他	入	変	地	異	権	直
吉	安	大	天	治	行	径	情

四字熟語　治 外 法 権

9つの二字熟語のうち、8つは「読み」でしりとりが成り立ちます。では、しりとりに入れない二字熟語はどれでしょう。下の枠に書いてください。

言葉クイズ

「寝耳に水」の「水」とは何をさす？
① 海水　② 井戸の水　③ 洪水

答え

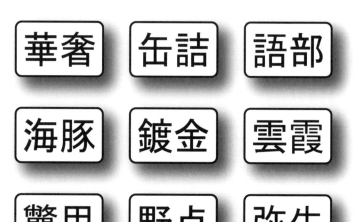

華奢　缶詰　語部

海豚　鍍金　雲霞

鼈甲　野点　弥生

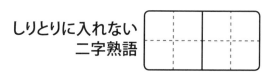

しりとりに入れない
二字熟語

●137日目／答え

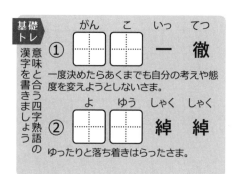

基礎トレ

意味と合う四字熟語の漢字を書きましょう

① がん　こ　いっ　てつ
□□ 一徹

一度決めたらあくまでも自分の考えや態度を変えようとしないさま。

② よ　ゆう　しゃく　しゃく
□□ 綽綽

ゆったりと落ち着きはらったさま。

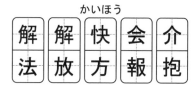

かいほう

解法　解放　快方　会報　介抱

言葉クイズ／答え **デンドウ**（伝道、電動、殿堂）
基礎トレ／答え ①前代未聞　②自由奔放

140日目

言葉パズル　ノーヒントクロス

まったくヒントのないクロスワードです。言葉のつながりだけをたよりにして、候補の言葉を、5×5の枠に詰め込んで、クロスワードを作ってください。さらに、二重枠のカタカナを上から読んでできる言葉を、下のマスに書いてみましょう。

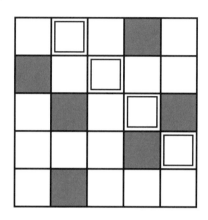

候補

ツケトドケ　オノ　バチ　コマ　タカ
コタツ　トノ　コード　ボコウ
ケイマ　カケオチ

二重枠の言葉
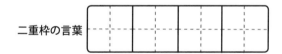

言葉クイズ

「自由の女神」をアメリカに贈った国は？
①フランス　②イギリス　③イタリア

答え

基礎トレ　意味と合う四字熟語の読みを書きましょう

① 他力本願
自分の力でなく、他人の力によって望みをかなえようとすること。

② 適材適所
その人の能力・性質によく当てはまる地位や任務を与えること。

●138日目／答え
①尻−馬−にのる
②鳥−肌−がたつ
③目−鼻−がつく
④寝−首−をかく
⑤念−頭−におく

言葉クイズ／答え **キャンドル**
基礎トレ／答え ①せんてひっしょう
　②たいぎめいぶん

157

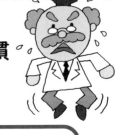

横井教授がおススメする

脳の若さを保つ生活習慣

物忘れは
誰にでもある

「加齢による物忘れ」と「認知症」は違います。前者は、脳の生理的な老化が原因で起こり、その程度は一部の物忘れであり、ヒントがあれば思い出すことができます。年を取れば認知症になるとは限りません。

いろんな障害を
引き起こす喫煙

喫煙により血管が収縮し、血液の粘度が高まり、血流が低下することで、脳の血管に障害が起こります。それにより、脳の神経細胞がダメージを受けることで認知症発症のリスクが高まると考えられています。

高血圧は脳血管にも
悪影響

脳の血管は体のほかの部分の血管と構造が異なり、傷つきやすい傾向があります。高血圧になると出血が起こりやすくなり、血管に障害が起こることで神経細胞がダメージを受け、認知症を発症しやすくなります。

思い出して書いてみましょう

最近、美味しかった
食べ物・料理

最近、外食した
店の名前

●139日目／答え

しりとりに入れない
二字熟語

野 点 のだて

しりとりは次のようになります。

鍍金（メッキ）→華奢（きゃしゃ）→弥生（やよい）→海豚（いるか）→語部（かたりべ）→鼈甲（べっこう）→雲霞（うんか）→缶詰（かんづめ）→

言葉クイズ／答え ③洪水
基礎トレ／答え ①頑固一徹　②余裕綽綽

漢字パズル 四字熟語見つけた！

「候補」をマスに当てはめて、4つの四字熟語を作ってください。さらに、使わずに「候補」に残った漢字で、三字熟語を作って、下にあるマスに書いてみましょう。

天	変		
		地	異

候補

隊 大 下 小 品 一 救 幻
自 助 夢 見 心 同 在

三字熟語

●140日目／答え

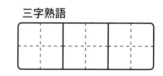

コ	タ	ツ		バ
	カ	ケ	オ	チ
ボ		ト	ノ	
コ	ー	ド		コ
ウ		ケ	イ	マ

二重枠の言葉　タ ケ ノ コ

142日目

漢字パズル 漢字イラスト

漢字を使って絵を描いてみました。何を表しているのでしょうか？

学習日　月／日

言葉クイズ

次のうち、三月を表すものはどれ？
① 睦月　② 如月　③ 弥生

答え

空空空空空空空空空空空
空空空空空空空空空空空

羽根 羽根　上昇

軸軸軸軸軸軸軸軸

回転

答え

意味と合う四字熟語の漢字を書きましょう

① いっ しん いっ たい
一□一□

状態や情勢が良くなったり悪くなったりすること。

② じゅん じょう か れん
□□可憐

素直で可愛らしいこと。無邪気で愛らしく、いとおしく感じられるさま。

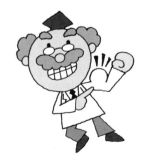

160

学習日　月／日

「候補」の三字熟語で、熟語同士が重なりつながるスケルトンを作ってください。さらに、二重枠の漢字で三字熟語を考えて、下にあるマスに書いてみましょう。

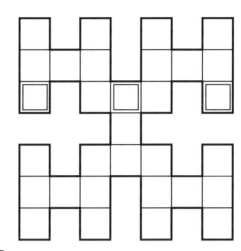

候補

果実酒	禁酒法	年行事	無事故	天気図
得意先	無分別	結果論	別天地	所得税
優先権	法人税	人数分	定年制	絵図面

三字熟語

●141日目／答え

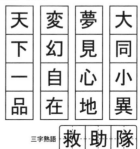

天	変	夢	大
下	幻	見	同
一	自	心	小
品	在	地	異

三字熟語　救　助　隊

漢字パズル 二字熟語をつなげ！

矢印の方向に読むと二字熟語ができるように、中央のマスに漢字を当てはめてください。当てはめた漢字は二字熟語になっています。二字熟語を下のマスに書いてみましょう。

言葉クイズ

ひらがなで書かれた計算式の答えは？
＋－より×÷を先に計算しましょう。

さんたすいちかけるさんわるさん

空
保
乳
→
□
→
屋
国
校

足
低
録
→
□
→
楽
波
頭

答え

二字熟語 □□

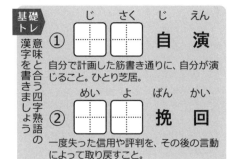

基礎トレ
意味と合う四字熟語の漢字を書きましょう

① じ さく じ えん
□□ 自演

自分で計画した筋書き通りに、自分が演じること。ひとり芝居。

② めい よ ばん かい
□□ 挽回

一度失った信用や評判を、その後の言動によって取り戻すこと。

●142日目／答え

竹とんぼ

言葉クイズ／答え ③弥生
基礎トレ／答え ①一進一退　②純情可憐

145日目

漢字パズル 漢字カナオレ

学習日　月　日

言葉クイズ

パズル面のすべてのマスを、「候補」の言葉で埋めましょう。一文字目を、パズル面の同じ番号のマスに入れ、タテかヨコの隣接するマスを進んで埋めてください。ただし、他の言葉にある同じ文字とはマスを共通できます。

ひらがなで書かれた計算式の答えは？＋－より×÷を先に計算しましょう。

にかけるはちひくよんわるに

答え

			1		2
	3			4	5
		6			
7			8		
9	10			11	12

候補

①連戦連勝　②生活水準　③新作落語

④水際作戦　⑤世話女房　⑥帰国子女

⑦先手必勝　⑧国語教師　⑨新興宗教

⑩無計画　⑪鳥獣戯画　⑫千鳥格子

基礎トレ

意味と合う四字熟語の読みを書きましょう

① 遠　水　近　火

遠くにあるものは緊急の用事には役立たないということ。

② 幸　災　楽　禍

他人の不幸を喜ぶこと。人の災いを幸いとして喜び、災いを楽しむ意から。

●143日目／答え

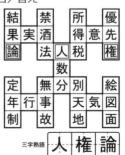

結	禁		所		優
果	実	酒	得	意	先
論		法	人	税	権
			数		
定		無	分	別	絵
年	行	事		天	気	図
制		故		地		面

三字熟語　人　権　論

言葉クイズ／答え　サポーター
基礎トレ／答え　①いちようちしゅう
②うちょうてんがい

163

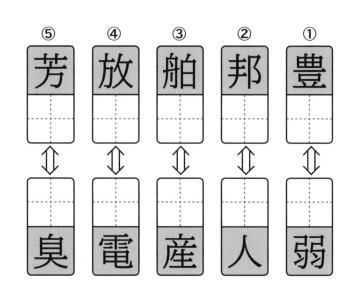

学習日　月／日

意味がまったく逆になる言葉の関係を「反対語」といいます。候補の漢字をマスに当てはめて、それぞれ「反対語」になるようにしてください。

言葉クイズ

ひらがなで書かれた計算式の答えは？ ＋－より×÷を先に計算しましょう。

さんかけるにたすごたたすきゅう

答え

① 豊 ⇕ 弱
② 邦 ⇕ 人
③ 舶 ⇕ 産
④ 放 ⇕ 電
⑤ 芳 ⇕ 臭

候補

貧　充　香　外　来
国　悪　人　富　電

●144日目／答え

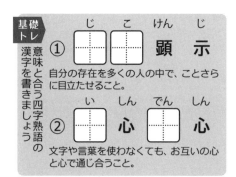

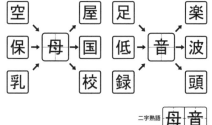

二字熟語　母 音

言葉クイズ／答え　3＋1×3÷3＝4
基礎トレ／答え　①自作白演　②名誉挽回

164

ナゾトレ

「ある」の言葉は、共通の法則にしたがっています。その法則は何でしょうか？ 見抜いて答えてください。

学習日 ／ 月 日

ある	なし
ぽすと ポスト	ぽてと ポテト
ぴんと ピント	ぴんく ピンク
ぽーる ポール	ぽーず ポーズ
ぱーと パート	ぱーま パーマ
ぷーる プール	ぷらす プラス

ヒント ／ 「ある」の文字から何かをなくします

答え
「ある」に
共通する法則

言葉クイズ

なぞなぞです。
噴火した山から下りてきて、ふもとの町を火の海にする恐ろしいクマは何？

答え

基礎トレ

意味と合う四字熟語の読みを書きましょう

① 口 耳 之 学

他人から聞いた学問の内容を、よく理解せずにそのまま人に伝える学問のたとえ。

② 三 人 文 殊

三人も集まって知恵を出し合えば、解決策が見つかるということ。

●145日目／答え

勝	連	戦	連	活	生
必	新	作	際	水	世
手	師	落	帰	準	話
先	教	語	国	子	女
興	宗	画	戯	格	房
新	無	計	獣	鳥	千

言葉クイズ／答え 2×8−4÷2＝14
基礎トレ／答え ①えんすいきんか
②こうさいらくか

148日目

漢字パズル　漢字詰めクロスワード

学習日　／　月　日

「候補」の漢字をマスに当てはめて、熟語が重なりつながるクロスワードを作ってください。さらに、二重枠の漢字で四字熟語を考えて、下にあるマスに書いてみましょう。

言葉クイズ

ひらがなで書かれた計算式の答えは？
＋－より×÷を先に計算しましょう。
きゅうひくさんかけるさんたすいち

答え

候補

家 運 外 神 起 後 合 三 人 人 生 成
戦 大 手 転 倒 動 七 年 八 美

四字熟語 ☐ ☐ ☐ ☐

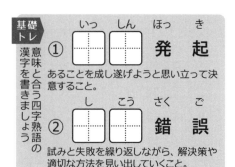

●146日目／答え

⑤	④	③	②	①
芳香	放電	舶来	邦人	豊富
⇕	⇕	⇕	⇕	⇕
悪臭	充電	国産	外人	貧弱

基礎トレ

意味と合う四字熟語の漢字を書きましょう

① ☐ ☐ 発 起（いっ しん ほっ き）
あることを成し遂げようと思い立って決意すること。

② ☐ ☐ 錯 誤（し こう さく ご）
試みと失敗を繰り返しながら、解決策や適切な方法を見い出していくこと。

言葉クイズ／答え 3×2＋5＋9＝20
基礎トレ／答え ①自己顕示　②以心伝心

166

太い下線の言葉は、会話の中で使われている「カタカナ語（外来語）」です。それを日本語に置き換えました。その日本語を漢字で書いてください。

言葉クイズ

ひらがなで書かれた計算式の答えは？
＋−より×÷を先に計算しましょう。

ななかけるきゅうひくきゅうひくに

答え

① 的確な予測を述べる<u>アナリスト</u>。

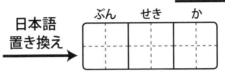

日本語置き換え　→　| ぶん | せき | か |

② 年金の<u>バックアップ</u>で生活が安定。

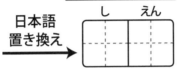

日本語置き換え　→　| し | えん |

③ 首相の<u>ビジョン</u>に沿って立案する。

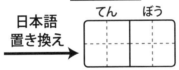

日本語置き換え　→　| てん | ぼう |

④ <u>スキル</u>の高い中途採用者。

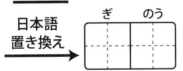

日本語置き換え　→　| ぎ | のう |

基礎トレ

意味と合う四字熟語の読みを書きましょう

① 針 小 棒 大

些細な物事を、おおげさに誇張していうこと。

② 晴 雲 秋 月

心にけがれがなく、澄みとおっているたとえ。

●147日目／答え

「ある」の言葉の「○」を取り、「パピプポ」を「ハヒフホ」に変えても、別の言葉になるというルールです。
「ホスト」「ヒント」「ホール」「ハート」「フール」となります。

言葉クイズ／答え マグマ
基礎トレ／答え ①こうじのがく
②さんにんもんじゅ

漢字ネットワーク

漢字パズル

学習日　　月／日

「候補」の漢字をマスに当てはめて、15 の三字熟語を作ってください。そのとき、太い線でつながれた 2 つのマスには、同じ漢字を入れてください。

言葉クイズ

ひらがなで書かれた計算式の答えは？
＋－より×÷を先に計算しましょう。

ごかけるさんたすよんかけるご

答え

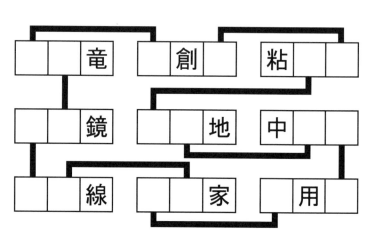

候補

点　独　力　心　双
着　眼　曲　作

基礎トレ

意味と合う四字熟語の漢字を書きましょう

① しゅう・し・いっ・かん

□＋□　一　貫

最初から最後までずっと変わらないこと。

② しん・そう・しん・り

深　層　□＋□

心の奥深くで働く、自分でも気付かない心の動きのこと。

●148日目／答え

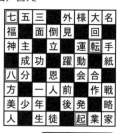

四字熟語　七転八起

言葉クイズ／答え　9 - 3 × 3 + 1 ＝ 1
基礎トレ／答え　①一心発起　②試行錯誤

151日目

漢字をバラバラに分けて、順序を入れ替えました。パーツを正しく並べて、意味の通る三文字熟語を答えてください。

学習日　月　日

言葉クイズ

なぞなぞです。なまけ者の農夫の田んぼでは、米は取れませんでした。農夫は何をしていた？

答え

例　昼安 → 宴会

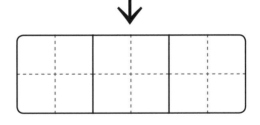

↓

●149日目／答え
①アナリスト＝分析家
②バックアップ＝支援
③ビジョン＝展望
④スキル＝技能

学習日 ／ 月 日

言葉学習

ナゾトレ・仲間外れをさがせ

ある共通点にしたがって、言葉を集めました。しかしこの中に、共通点を満たさない「仲間はずれ」が1つあります。それはどれでしょう？

言葉クイズ

共通の音になる言葉は何でしょう？
停車する　占う　リキッド

女子	中心
次女	木目
馬主	水田

ヒント／2つを組み合わせます

答え ....

仲間はずれ

基礎トレ

意味と合う四字熟語の漢字を書きましょう

① ひん□ こう□ ほう方 せい正
心や行いが正しく立派なさま。

② ふ不 きょう協 わ□ おん□
心をあわせて仲良くせず、たがいに譲らずきしみを立てることのたとえ。

●150日目／答え

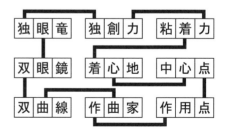

独眼竜　独創力　粘着力
双眼鏡　着心地　中心点
双曲線　作曲家　作用点

言葉クイズ／答え　5×3＋4×5＝35
基礎トレ／答え　①終始一貫　②深層心理

153日目

違う言葉なのに意味がほぼ同じ言葉の関係を「同義語」といいます。「候補」をマスに当てはめて、「同義語」になるようにしてください。

言葉クイズ

共通の音になる言葉は何でしょう？

好きな気持ち　ふるまい　生徒を診る

答え

④
勤 □ 進
1つのことに精神を集中して励むこと。

③
怠 □ 精
体を動かして物事をするのを面倒くさがること。

②
露 □ 覚
隠れていた事柄が表面に現れ出ること。

①
無 □ 全
健康で元気なこと。つつがないこと。

候補

呈　発　惰　精
事　無　勉　安

基礎トレ

意味と合う四字熟語の読みを書きましょう

① 朋 友 有 信
友人の間では信頼関係が何より大切であるということ。

② 漫 言 放 語
口からでまかせに、勝手なことをいい散らすこと。

●151日目／答え

直 談 判

171

漢字パズル ジグソークロス

カタカナが書かれた5つの部品を、5×5の枠に詰め込んで、クロスワードを作ってください。部品は枠からはみ出したり、重なってはいけません。きっちり部品を詰め込んだときに、二重枠のカタカナを上から読んでできる言葉を、下のマスに書いてみましょう。

言葉クイズ

共通の音になる言葉は何でしょう？

用心深い　おニューだよ　背丈

答え

二重枠の言葉

基礎トレ
意味と合う四字熟語の漢字を書きましょう

① 暗 雲 □□ □□（あん・うん・てい・めい）

悪い状態が長く続き、向上のきざしが見えてこない前途不安な状況のこと。

② □□ □□ 同 体（いっ・しん・どう・たい）

複数の人が心を1つにして、あたかも一人の人のように固く結びつくこと。

●152日目／答え

「水田」が仲間はずれです。他の漢字は二文字を組み合わせて、別の漢字一文字にすることができます。「女子→好」「中心→忠」「次女→姿」「木目→相」「馬主→駐」となります。「水田」は組み合わせても漢字一文字にはなりません。

言葉クイズ／答え エキ（駅、易、液）
基礎トレ／答え ①品行方正　②不協和音

例と同じ要領で、漢字の部分をうまく組み合わせて、二字熟語を作ってください。

学習日　月／日

言葉クイズ

共通の音になる言葉は何でしょう？
船を操作　燃えている　炊事洗濯

答え

例 士＋原＋心＋頁＝ 志 願

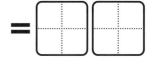

① 辛＋寸＋身＋舌＋言
＝□□

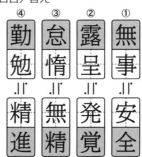

② 水＋寸＋白＋道＋糸
＝□□

基礎トレ

意味と合う四字熟語の読みを書きましょう

① 一 点 一 画
細かいところに気を配り、丁寧に文字を書くこと。

② 円 転 滑 脱
言葉や行動が自在で角立たず、物事をすらすら処理していくさま。

●153日目／答え

④	③	②	①
勤勉	怠惰	露呈	無事
‖	‖	‖	‖
精進	無精	発覚	安全

言葉クイズ／答え **コウイ**（好意、行為、校医）
基礎トレ／答え ①ほうゆうゆうしん
　　　　　　　②まんげんほうご

173

156日目 漢字パズル 四字熟語ブロック分割

枠の中に四字熟語を詰め込みました。その中の1つを太い枠で囲みました。同じ要領で、4つのマスを連続させて、四字熟語を囲んでください。最後に連続しない4つのマスが残ります。その漢字で四字熟語を考えて、下にあるマスに書いてみましょう。

言葉クイズ

なぞなぞです。
まるまる太ったサンタ、
煙突に入るには何をする？

煥	気	才	誤	錯	代	賞	暗
発	涛	怒	風	疾	時	行	功
却	滅	頭	心	明	水	異	論
右	中	尽	無	模	紫	地	変
往	左	往	横	縦	山	索	天

答え

四字熟語 ▢▢▢▢

基礎トレ
意味と合う四字熟語の漢字を書きましょう

① 真 一 [ま][いち][もん][じ] ▢▢

漢字の「一」のように真っすぐであるさま。一直線。

② ▢▢ 非 道 [む][り][ひ][どう]

道理や人の道にはずれていること。道理に合わないこと。

●154日目／答え

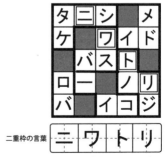

二重枠の言葉 ニ ワ ト リ

言葉クイズ／答え シンチョウ（慎重、新調、身長）
基礎トレ／答え ①暗雲低迷 ②一心同体

学習日　／　月／日

　ひらがなは漢字の読みです。「候補」の漢字をマスに当てはめて、同じ読みで違う意味になる二字熟語を、2つずつ作ってください。「候補」には、使わない漢字が2つ含まれています。

言葉クイズ

共通の音になる言葉は何でしょう？
クロス　仕事に携わる　120分で正午

答え

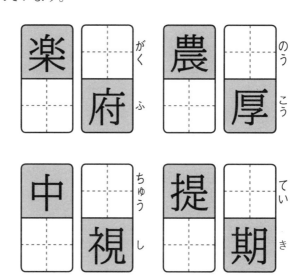

楽　／　がく
　府　／　ふ

農　／　のう
厚　／　こう

中　／　ちゅう
　視　／　し

提　／　てい
期　／　き

候補

侯　起　駐　譜　学
耕　濃　止　注　定

基礎トレ

意味と合う四字熟語の読みを書きましょう

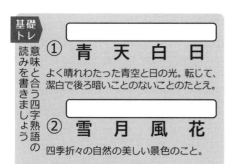

①　青　天　白　日
よく晴れわたった青空と日の光。転じて、潔白で後ろ暗いことのないことのたとえ。

②　雪　月　風　花
四季折々の自然の美しい景色のこと。

● 155日目／答え

①の二字熟語

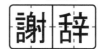
謝｜辞

②の二字熟語

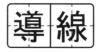
導｜線

言葉クイズ／答え　カジ（舵、火事、家事）
基礎トレ／答え　①いってんいっかく
　　　　　　　②えんてんかつだつ

例と同じ要領で、①～⑤のすべてが、慣用句になるように、線で結んでください。

言葉クイズ

共通の音になる言葉は何でしょう？
タイトル　人がのる　でかい

答え

⑤	④	③	②	①	例
目	青	一	雌	常	愛
●	●	●	●	●	｜
筋	雄	軌	尻	矢	想
●	●	●	●	●	｜
を報いる	を下げる	を決する	を逸する	を立てる	がつきる

●156日目／答え

煥	気	才	誤	錯	代	賞	暗
発	涛	怒	風	疾	時	行	功
却	滅	頭	心	明	水	異	論
右	中	尽	無	模	紫	地	変
往	左	往	横	縦	山	索	天

四字熟語　暗中模索

基礎トレ

①　き　き　かい　かい　怪　怪
常識では理解できない不思議なさま。非常に怪しく不思議なさま。

②　おう　か　らん　まん　桜　爛
桜の花が満開になって、みごとに咲き乱れているさま。

意味と合う四字熟語の漢字を書きましょう

言葉クイズ／答え　クロース＝苦労す（る）
基礎トレ／答え　①真一文字　②無理非道

176

9つの二字熟語のうち、8つは「読み」でしりとりが成り立ちます。では、しりとりに入れない二字熟語はどれでしょう。下の枠に書いてください。

学習日　　月　　日

言葉クイズ

共通の音になる言葉は何でしょう？

日が沈んだ　ゲームボード　順序

齟齬　雪洞　勿体

碍子　産声　牛蒡

笑窪　凌駕　紫蘇

答え

しりとりに入れない
二字熟語　□□

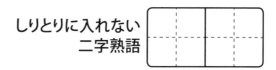

基礎トレ

意味と合う四字熟語の読みを書きましょう

① 千　山　万　水

たくさんの山や川。山や川が続くこと。また、旅路の長くけわしいことの形容。

② 内　疎　外　親

内心では嫌っていながら、表面上は親しげにすること。

●157日目／答え

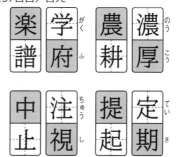

楽譜　学府（がくふ）　農耕　濃厚（のうこう）

中止　注視（ちゅうし）　提起　定期（ていき）

言葉クイズ／答え **ジュウジ**（十字、従事、十時）
基礎トレ／答え ①せいてんはくじつ
　　　　　　　②せつげつふうか

160日目 言葉パズル ノーヒントクロス

学習日　　／月　　日

言葉クイズ

なぞなぞです。
焼肉を食べる前に出るタレは？

答え

まったくヒントのないクロスワードです。言葉のつながりだけをたよりにして、候補の言葉を、5×5の枠に詰め込んで、クロスワードを作ってください。さらに、二重枠のカタカナを上から読んでできる言葉を、下のマスに書いてみましょう。

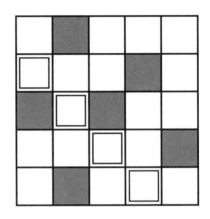

候補

リリク　アオ　ヤード　オジギ
ヤギ　ドライ　キミ　ギリ　コヨリ
ジニン　コイ　キンギョ

二重枠の言葉

基礎トレ

意味と合う四字熟語の漢字を書きましょう

① せい せい どう どう → □□ 堂 堂

態度や手段が正しくて立派なさま。

② えん りょ え しゃく → 遠 慮 □□

遠慮する心づかいと、軽いあいさつ。相手を思いやる心。

● 158日目／答え
①常－軌－を逸する
②雌－雄－を決する
③－矢－を報いる
④青－筋－を立てる
⑤目－尻－を下げる

言葉クイズ／答え **ダイ**（題、台、大）
基礎トレ／答え ①奇奇怪怪　②桜花爛漫

178

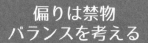

横井教授がおススメする

脳の若さを保つ生活習慣

偏りは禁物
バランスを考える

認知症予防に効果がある食材や栄養素であっても、そればかり偏って食べていては良くありません。栄養のバランスをよく考えましょう。さらにしっかり噛んで食べて、栄養素の消化・吸収を助けましょう。

認知症に
なりにくい生活

認知症は、「なりにくくなる予防方法」は分かってきました。1つは、食生活・運動・生活習慣など日々の生活の中で見直す方法、もう1つは、頭の体操など、能力を補ったり改善させる方法です。

和食は理に適った
効果的な食事

認知症予防の効果的な食事として、地中海式料理が挙げられます。その理由は、DHA や EPA 等の不飽和脂肪酸が魚や野菜に含まれており、低カロリーの料理が多いからです。ただし、食べ過ぎに注意してください。

思い出して書いてみましょう

最近、出かけた
行楽地・旅先

最近、一緒に
出かけたお友達

●159日目／答え

しりとりに入れない
二字熟語

勿 体 もったい

しりとりは次のようになります。
齟齬（そご）→牛蒡（ごぼう）→産声（うぶごえ）→笑窪（えくぼ）→雪洞（ぼんぼり）→凌駕（りょうが）→碍子（がいし）→紫蘇（しそ）→

言葉クイズ／答え バン（晩、盤、番）
基礎トレ／答え ①せんざんばんすい
　　　　　　　②ないそがいしん

179

161日目

学習日　月　日

漢字パズル　四字熟語見つけた！

「候補」をマスに当てはめて、4つの四字熟語を作ってください。さらに、使わずに「候補」に残った漢字で、三字熟語を作って、下にあるマスに書いてみましょう。

			正
		方	
	行		
品			

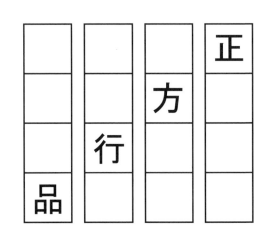

候補

中　凍　目　事　一　行　真　冷
防　食　面　通　当　年　衛

三字熟語

言葉クイズ

ごぼうを漢字で書いたとき、出てくる動物は？
①猿　②馬　③牛

答え

基礎トレ　意味と合う四字熟語の漢字を書きましょう

① （えん）（まん）具（ぐ）足（そく）
十分に満ち足りていて、少しも不足がないこと。

② 栄（えい）枯（こ）（せい）（すい）
栄えることと衰えること。栄えたり衰えたりを繰り返す世のはかなさをいう。

●160日目／答え

ア		ヤ	ー	ド
オ	ジ	ギ		ラ
	ニ		コ	イ
キ	ン	ギ	ヨ	
ミ		リ	リ	ク

二重枠の言葉　オ　ニ　ギ　リ

言葉クイズ／答え　よだれ
基礎トレ／答え　①正正堂堂　②遠慮会釈

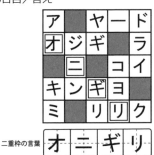

漢字パズル 漢字イラスト

漢字を使って絵を描いてみました。何を表しているのでしょうか？

学習日 月／日

言葉クイズ

① バッハのことを俗に「音楽の何」という？
① 神 ② 父 ③ 鬼

答え

機械 水 水 衣類衣類 機械
機械 水 水 水 機械
機械 水 水 水 水 機械
機械 水 水 渦 水 水 機械
機械 水 渦 渦 水 水 機械
機械 水 水 渦 渦 水 機械
機械 機械 機械 機械

答え

基礎トレ

意味と合う四字熟語の読みを書きましょう

① 無 為 無 能
意義あることをやりもせず、できもしないこと。へりくだるときにも用いられる。

② 冷 酷 無 情
思いやりがなく、人間らしい感情に欠けていること。

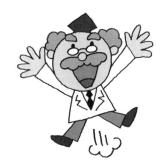

181

学習日 月 日

「候補」の三字熟語で、熟語同士が重なりつながるスケルトンを作ってください。さらに、二重枠の漢字で三字熟語を考えて、下にあるマスに書いてみましょう。

言葉クイズ

① ポーカーですべてを同じマークにする役は？
① フラッシュ ② フルハウス ③ ストレート

答え

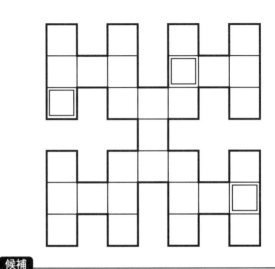

候補

役不足	着色料	成長株	色見本	無尽蔵
人気店	大屋根	根本的	気分屋	不調和
大和魂	理不尽	日本人	代理店	本部長

三字熟語

基礎トレ 意味と合う四字熟語の漢字を書きましょう

① 紆 余 [う][よ][きょく][せつ]

道や川などが曲がりくねること。また、種々込み入っていて複雑なこと。

② 安 穏 [あん][のん][ぶ][じ]

変事もなく、穏やかで安らかなさま。社会や暮らしなどの穏やかなさまをいう。

●161日目／答え

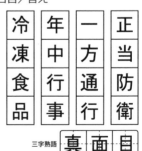

冷	年	一	正
凍	中	方	当
食	行	通	防
品	事	行	衛

三字熟語 | 真 | 面 | 目 |

言葉クイズ／答え ③牛（牛蒡）
基礎トレ／答え ①円満具足 ②栄枯盛衰

漢字パズル　二字熟語をつなげ！

矢印の方向に読むと二字熟語ができるように、中央のマスに漢字を当てはめてください。当てはめた漢字は二字熟語になっています。二字熟語を下のマスに書いてみましょう。

言葉クイズ

なぞなぞです。
ドジョウとウナギ、
東京に向かうのはどちら？

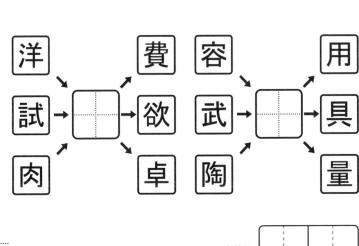

洋　試　肉　→　□　→　費　欲　卓

容　武　陶　→　□　→　用　具　量

答え

二字熟語　□□

基礎トレ　意味と合う四字熟語の読みを書きましょう

① 群　竜　無　首

人材は揃っているが、統率者になるほどの人がいず、物事がうまく行かないこと。

② 五　分　五　分

互いの程度や優劣、力関係などに差がないこと。

●162日目／答え

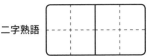

洗濯機

言葉クイズ／答え ②父
基礎トレ／答え ①むいむのう
　　　　　　②れいこくむじょう

165日目

パズル面のすべてのマスを、「候補」の言葉で埋めましょう。一文字目を、パズル面の同じ番号のマスに入れ、タテかヨコの隣接するマスを進んで埋めてください。ただし、他の言葉にある同じ文字とはマスを共通できます。

言葉クイズ

① 国名の「トルコ」を漢字で書くと？
① 土耳戸　② 土耳古　③ 土耳木

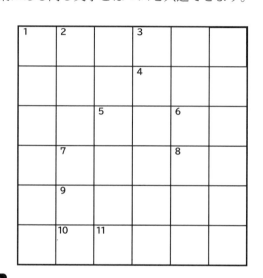

答え

候補

① コサージュ　② ブーツ　③ アンクレット
④ ピアス　⑤ パンタロン　⑥ タイツ　⑦ ユビワ
⑧ イヤリング　⑨ スパッツ　⑩ パンプス
⑪ サングラス

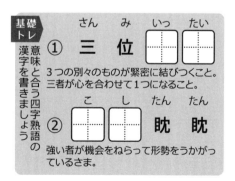

基礎トレ

意味と合う四字熟語の漢字を書きましょう

① さん み いっ たい
三 位 □□ □□
3つの別々のものが緊密に結びつくこと。三者が心を合わせて1つになること。

② こ し たん たん
□□ □□ 眈 眈
強い者が機会をねらって形勢をうかがっているさま。

●163日目／答え

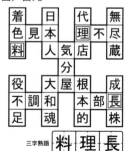

三字熟語 料 理 長

言葉クイズ／答え ①フラッシュ
基礎トレ／答え ①紆余曲折　②安穏無事

184

166日目

言葉
学習 反対語

意味がまったく逆になる言葉の関係を「反対語」といいます。候補の漢字をマスに当てはめて、それぞれ「反対語」になるようにしてください。

学習
日 月／日

言葉クイズ

ギリシャ神話で、酒の神様とされるのは？
① ポセイドン　② ナルシス　③ バッカス

答え

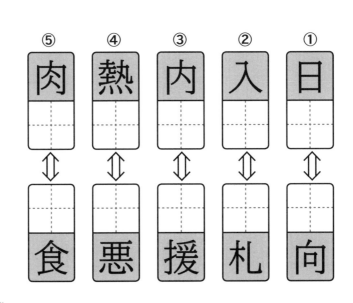

候補

陰　憎　食　日　札
外　愛　草　落　助

基礎
トレ

意味と合う四字熟語の読みを書きましょう

① 自 己 矛 盾

自分自身の中で、論理や行動が食い違い、つじつまが合わなくなること。

② 万 緑 一 紅

平凡な多くのものの中に、1つだけすぐれたものがあること。

●164日目／答え

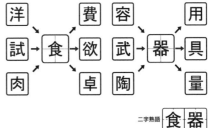

二字熟語 食器

言葉クイズ／答え ウナギ上り
基礎トレ／答え ①ぐんりゅうむしゅ
　　　　　　②ごぶごぶ

185

学習日　／月／日

「ある」の言葉は、共通の法則にしたがっています。その法則は何でしょうか？　見抜いて答えてください。

言葉クイズ

① 猫の日は2月22日、では犬の日は？
11月1日

② 1月11日

③ 11月11日

ある	なし
こな 粉	すな 砂
おけ 桶	みず 水
くら 蔵	なや 納屋
おば 叔母	めい 姪
いじ 意地	いと 意図

ヒント／「ある」の言葉に同じ何かを2つずつ加えます

答え

答え
「ある」に共通する法則

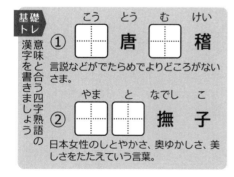

基礎トレ

意味と合う四字熟語の漢字を書きましょう

① こう□　とう　む□　けい
　□唐□稽

言説などがでたらめでよりどころがないさま。

② やま□　と　なでし□こ
　□□撫子

日本女性のしとやかさ、奥ゆかしさ、美しさをたたえていう言葉。

●165日目／答え

コ	ブ	ス	ア	ン	ク
サ	ー	ツ	ピ	ロ	レ
ワ	ジ	パ	ン	タ	ツ
ビ	ュ	ツ	ツ	イ	ト
プ	ス	パ	リ	ヤ	ス
ン	パ	サ	ン	グ	ラ

言葉クイズ／答え ②土耳古
基礎トレ／答え ①三位一体　②虎視眈々

168日目 漢字パズル 漢字詰めクロスワード

学習日　月　日

「候補」の漢字をマスに当てはめて、熟語が重なりつながるクロスワードを作ってください。さらに、二重枠の漢字で四字熟語を考えて、下にあるマスに書いてみましょう。

言葉クイズ

なぞなぞです。
一番硬いパンは何？

答え

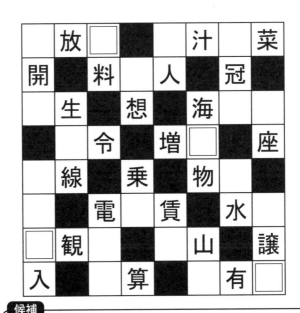

候補

王 刀 金 計 国 再 三 産 車 送 単 地
直 発 分 星 命 一 理 力 流

四字熟語

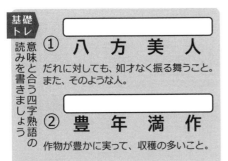

基礎トレ

意味と合う四字熟語の読みを書きましょう

① 八 方 美 人
だれに対しても、如才なく振る舞うこと。また、そのような人。

② 豊 年 満 作
作物が豊かに実って、収穫の多いこと。

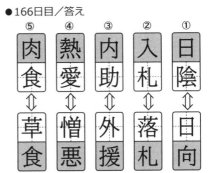

●166日目／答え

⑤ 肉食 ⇔ 草食
④ 熱愛 ⇔ 憎悪
③ 内助 ⇔ 外援
② 入札 ⇔ 落札
① 日陰 ⇔ 日向

言葉クイズ／答え ③バッカス
基礎トレ／答え ①じこむじゅん
　　　　　　　②ばんりょくいっこう

187

学習日　／　月　日

言葉学習 魚介類難読漢字

　魚介類の名前を漢字で書いたものが上段に並んでいます。下段の仮名の言葉と線で結んで、漢字とその正しい読みを答えてください。

【言葉クイズ】

ひらがなで書かれた計算式の答えは？
＋－より×÷を先に計算しましょう。
はちかけるななひくごたすろく

答え

鰈 ●	● ひとで
烏賊 ●	● あさり
虎魚 ●	● うに
海胆 ●	● かれい
皮剥 ●	● おこぜ
海星 ●	● いわな
岩魚 ●	● かわはぎ
浅蜊 ●	● いか

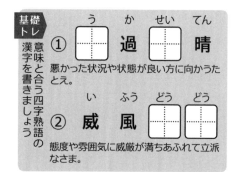

基礎トレ 意味と合う四字熟語の漢字を書きましょう

① □□ 過 □□ 晴
悪かった状況や状態が良い方に向かうたとえ。

② 威 風 □□ □□
態度や雰囲気に威厳が満ちあふれて立派なさま。

●167日目／答え
「ある」の言葉の間と後ろに「ー」を入れると別の言葉になります。
「コーナー」「オーケー」「クーラー」「オーバー」「イージー」となります。

言葉クイズ／答え ① １１月１日
基礎トレ／答え ①荒唐無稽　②大和撫子

「候補」の漢字をマスに当てはめて、15の三字熟語を作ってください。そのとき、太い線でつながれた2つのマスには、同じ漢字を入れてください。

言葉クイズ

ひらがなで書かれた計算式の答えは？
＋－より×÷を先に計算しましょう。

はち　たす　ごかける　なな　ひく　なな

答え

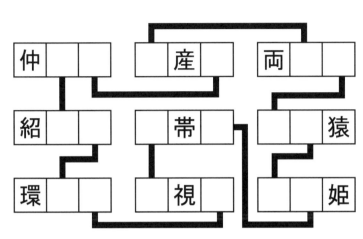

候補

介　者　状　人　魚
生　線　熱　類

●168日目／答え

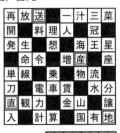

四字熟語　産地直送

言葉クイズ／答え　フライパン
基礎トレ／答え　①はっぽうびじん
　　　　　　　　②ほうねんまんさく

学習日　　月／日

漢字をバラバラに分けて、順序を入れ替えました。パーツを正しく並べて、意味の通る三字熟語を答えてください。

言葉クイズ

ひらがなで書かれた計算式の答えは？
＋－より×÷を先に計算しましょう。
きゅうひくはちかけるぜろたすに

答え

例　吞安 → 宴会

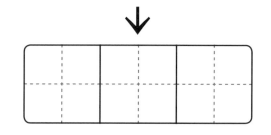

↓

答え

●169日目／答え

鰈＝かれい
烏賊＝いか
虎魚＝おこぜ
海胆＝うに
皮剝＝かわはぎ
海星＝ひとで
岩魚＝いわな
浅蜊＝あさり

言葉クイズ／答え　8×7-5＋6＝57
基礎トレ／答え　①雨過天晴　②威風堂堂

「略」という共通点にしたがって、言葉を集めました。
では、①～③で共通点を満たす「仲間」はどれでしょう？

言葉クイズ

なぞなぞです。
銀行と学校の建物、
後ろにあるのはどちら？

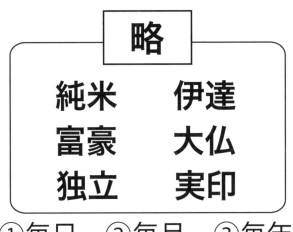

略

純米　　伊達
富豪　　大仏
独立　　実印

①毎日　②毎月　③毎年

ヒント／漢字二文字のうち、一文字が「略」です

答え

仲間

基礎トレ

意味と合う四字熟語の読みを書きましょう

① 偶 像 崇 拝

偶像を信仰の対象として重んじ尊ぶこと。

② 表 裏 一 体

2つのものの関係が、表と裏のように密接で切り離せないこと。

●170日目／答え

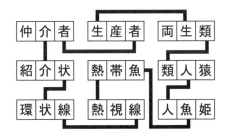

仲介者	生産者	両生類
紹介状	熱帯魚	類人猿
環状線	熱視線	人魚姫

言葉クイズ／答え　8＋5×7－7＝36
基礎トレ／答え　①せんしばんたい　②ふわらいどう　191

173日目

学習日　／　月　日

違う言葉なのに意味がほぼ同じ言葉の関係を「同義語」といいます。「候補」をマスに当てはめて、「同義語」になるようにしてください。

言葉クイズ

ひらがなで書かれた計算式の答えは？
＋－より×÷を先に計算しましょう。
ごひくろくかけるぜろひくさん

答え

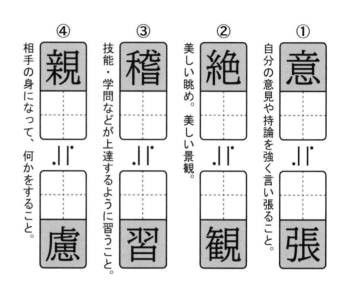

④ 親□□慮
相手の身になって、何かをすること。

③ 稽□□習
技能・学問などが上達するように習うこと。

② 絶□□観
美しい眺め。美しい景観。

① 意□□張
自分の意見や持論を強く言い張ること。

候補

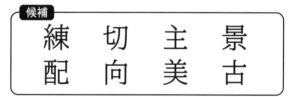

練　切　主　景
配　向　美　古

基礎トレ　意味と合う四字熟語の漢字を書きましょう

① □（ば）□（じ）東（とう）風（ふう）
他人の意見や批評に注意を払わず、聞き流すことのたとえ。

② 息（そく）災（さい）□（えん）□（めい）
災難を無くし、寿命をのばすこと。

●171日目／答え

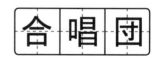

合唱団

言葉クイズ／答え　9－8×0＋2＝11
基礎トレ／答え　①本末転倒　②抱腹絶倒

言葉クイズ

カタカナが書かれた5つの部品を、5×5の枠に詰め込んで、クロスワードを作ってください。部品は枠からはみ出したり、重なってはいけません。きっちり部品を詰め込んだときに、二重枠のカタカナを上から読んでできる言葉を、下のマスに書いてみましょう。

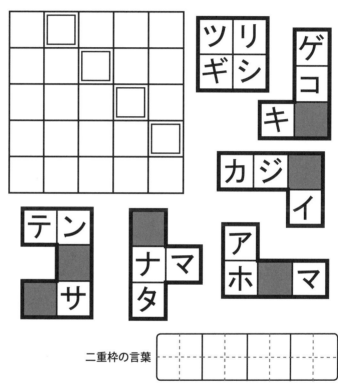

ひらがなで書かれた計算式の答えは？＋－より×÷を先に計算しましょう。

きゅうかけるさんひくはちひくなな

答え

二重枠の言葉

基礎トレ
意味と合う四字熟語の読みを書きましょう

① 三 日 坊 主
あきっぽくて何をしても長続きしないこと。

② 油 断 大 敵
注意を怠れば、思わぬ失敗を招く、十分に気を付けるべきであるという戒め。

言葉クイズ

ひらがなで書かれた計算式の答えは？
＋－より×÷を先に計算しましょう。

ごかけるきゅうひくよんわるいち

答え

例 士＋原＋心＋頁＝ 志 願

① 王＋金＋今＋王＋失

＝ ☐☐

② 八＋豆＋口＋舟＋頁

＝ ☐☐

●173日目／答え

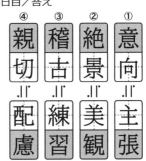

④ 親切⇒配慮
③ 稽古⇒練習
② 絶景⇒美観
① 意向⇒主張

言葉クイズ／答え 5－6×0－3＝2
基礎トレ／答え ①馬耳東風 ②息災延命

漢字パズル 四字熟語ブロック分割

枠の中に四字熟語を詰め込みました。その中の1つを太い枠で囲みました。同じ要領で、4つのマスを連続させて、四字熟語を囲んでください。最後に連続しない4つのマスが残ります。その漢字で四字熟語を考えて、下にあるマスに書いてみましょう。

言葉クイズ

なぞなぞです。
恐ろしい星は何？

杓	令	辞	捲	土	憐	可	情
子	定	交	社	重	来	呉	純
気	規	同	自	閣	楼	中	空
宇	壮	独	主	脳	頭	越	巧
舟	大	立	晰	明	色	令	言

答え

四字熟語 ｜ ｜ ｜ ｜

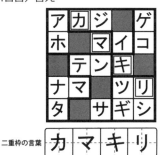
基礎トレ

意味と合う四字熟語の読みを書きましょう

①
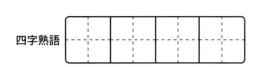
冷 静 沈 着

落ち着いていて動揺しないこと。物事に動じず、慌てることのないさま。

②
一 日 千 秋

非常に待ち遠しいこと。物事や、人が早く来てほしいと願う情が強いこと。

177日目

学習日 ／ 月 ／ 日

マス目には同じ読み「しんか」になる二字熟語が入ります。言葉の意味をヒントに「候補」の漢字をマス目に当てはめて、5つの二字熟語を書き分けてください。

しんか

（空欄のマス目が5つ）

⇩ 本当の値うち。物や人のもつ真の価値や能力。

⇩ 物事の程度が、深まること。また、深めること。「対立が〇〇する」。

⇩ 事物が進歩して、よりすぐれたものや複雑なものになること。

⇩ 新しく加えること。「国語辞典の改訂時に一万語を〇〇する」。

⇩ 自然物や特定の人間が神聖視され、神的なものとして崇拝されること。

候補

真	深	化	新	化
加	神	化	進	価

言葉クイズ

共通の音になる言葉は何でしょう？
サマー　花をいける　オイスター

答え

基礎トレ
意味と合う四字熟語の漢字を書きましょう

① □□池□林
ぜいたくの限りを尽くした盛大な宴会。また、みだらな宴会のたとえ。
しゅ　ち　にく　りん

② 杓子□□
一定の基準や形式で、すべてを律しようとすること。
しゃく　し　じょう　ぎ

●175日目／答え

①の二字熟語
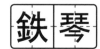
鉄琴

②の二字熟語
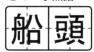
船頭

言葉クイズ／答え　5×9-4÷1＝41
基礎トレ／答え　①風光明媚　②百花繚乱

196

例と同じ要領で、①〜⑤のすべてが、慣用句になるように、線で結んでください。

学習日　月　日

言葉クイズ

共通の音になる言葉は何でしょう？

参考にする　家畜用　死者の魂

答え ....

例	愛 ── 想 ── がつきる
①	肌 ●	● 処	● に触れる
②	目 ●	● 目	● に収める
③	耳 ●	● 中	● を付ける
④	酸 ●	● 理	● が細かい
⑤	手 ●	● 鼻	● を極める

● 176日目／答え

杓	令	辞	捲	土	憐	可	情
子	定	交	社	重	来	呉	純
気	規	同	自	閣	楼	中	空
宇	壮	独	主	脳	頭	越	巧
舟	大	立	晰	明	色	令	言

四字熟語　呉 越 同 舟

学習日　月／日

9つの二字熟語のうち、8つは「読み」でしりとりが成り立ちます。では、しりとりに入れない二字熟語はどれでしょう。下の枠に書いてください。

言葉クイズ

共通の音になる言葉は何でしょう？

正しく平等　後の時代　誤字を直す

答え　　　　　　　

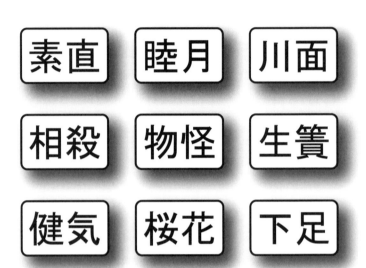

素直　睦月　川面

相殺　物怪　生簀

健気　桜花　下足

しりとりに入れない
二字熟語　□□

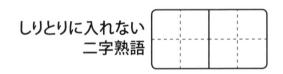

基礎トレ

意味と合う四字熟語の漢字を書きましょう

① 叱咤　しった　げきれい

大声で励まして、奮い立たせること。

② 獅子　しし　ふんじん

獅子が奮い立って、猛進するような激しい勢い。

●177日目／答え

しんか

神化　新加　進化　深化　真価

言葉クイズ／答え **カキ**（夏季、花器、牡蠣）
基礎トレ／答え ①酒池肉林　②杓子定規

180日目

言葉パズル　ノーヒントクロス

　まったくヒントのないクロスワードです。言葉のつながりだけをたよりにして、候補の言葉を、5×5の枠に詰め込んで、クロスワードを作ってください。さらに、二重枠のカタカナを上から読んでできる言葉を、下のマスに書いてみましょう。

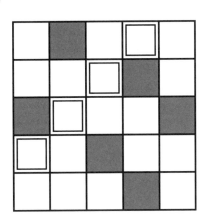

候補

ゴング　カニ　キゴ　グチ　リス
ススキ　ニシキ　スキン　キス
ヤング　キシ　シヤシン　チリ

二重枠の言葉

言葉クイズ

共通の音になる言葉は何でしょう？

麻雀　丸く焼く料理　円周率

答え

基礎トレ
意味と合う四字熟語の読みを書きましょう

① 首 尾 一 貫
最初から最後まで、1つの方針や態度で貫かれていること。

② 舌 先 三 寸
口先だけの巧みな弁舌。うわべだけの言葉で、中身が備わっていないこと。

●178日目／答え
①肌ー理ーが細かい
②目ー処ーを付ける
③耳ー目ーに触れる
④酸ー鼻ーを極める
⑤手ー中ーに収める

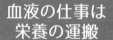

横井教授がおススメする
脳の若さを保つ生活習慣

血液の仕事は栄養の運搬

血液の仕事は、脳を活発にするために必要な大量の酸素やブドウ糖を運ぶことです。適度な運動で、全身の血行が良くなり脳に十分な血液が行き渡り、脳内の血流も良くなり、必要な物がしっかりと届きます。

肥満は危険性が高まる

内臓に脂肪が溜まった結果、高血圧や脂質異常症を引き起こし「メタボリックシンドローム」となります。肥満による無呼吸症候群の影響で脳に酸素を送ることができず、脳障害を招くこともあります。

血管が狭くなる病気に注意

脂質異常症は、血液中の脂質（コレステロールや中性脂肪）量増加により、血管が狭くなってしまう疾患です。肥満、ストレス、過労、喫煙、睡眠不足などが原因で、認知症のリスクが高まります。

思い出して書いてみましょう

最近、感動した
言葉

最近、読んだ本
観た映画

●179日目／答え

**しりとりに入れない
二字熟語**

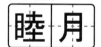 むつき

しりとりは次のようになります。
川面（かわも）→物怪（もっけ）→健気（けなげ）→下足（げそ）→相殺（そうさい）→生簀（いけす）→素直（すなお）→桜花（おうか）→

言葉クイズ／答え **コウセイ**（公正、後世、校正）
基礎トレ／答え ①叱咤激励 ②獅子奮迅

200

「候補」をマスに当てはめて、4つの四字熟語を作ってください。さらに、使わずに「候補」に残った漢字で、三字熟語を作って、下にあるマスに書いてみましょう。

言葉クイズ

なぞなぞです。
リーゼントのお相撲さんが勝ったよ、決まり手は？

答え

	極	集	
			中
一			

候補

三 星 都 心 理 位 陸 体
南 会 大 群 衛 継 大

三字熟語

基礎トレ

意味と合う四字熟語の読みを書きましょう

① 二 束 三 文
売値が非常に安いこと。いくら売っても、もうけが出ないほどの安値で売ること。

② 難 攻 不 落
いくら働きかけても、相手がなかなか自分の要望を受け入れてくれないこと。

● 180日目／答え

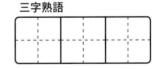

カ		ス	ス	キ
ニ	シ	キ		ス
		ヤ	ン	グ
キ	シ		チ	リ
ゴ	ン	グ		ス

二重枠の言葉

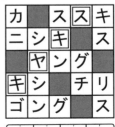

ス キ ヤ キ

言葉クイズ／答え パイ（牌、パイ、π ＝円周率）
基礎トレ／答え ①しゅびいっかん
②したさきさんずん

201

学習日　月／日

漢字を使って絵を描いてみました。何を表しているのでしょうか？

言葉クイズ

共通の音になる言葉は何でしょう？　できた！　センスいい！　喜んで叫ぶ！

答え

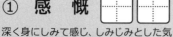

空空空空空空空空空空空空空空空空空空空空空空空空空空空空空空

輪輪輪輪　頭体　如意棒　腕足　觔斗雲　手

答え □

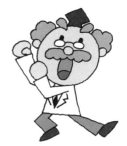

183 日目

学習日　／月　日

「候補」の三字熟語で、熟語同士が重なりつながるスケルトンを作ってください。さらに、二重枠の漢字で三字熟語を考えて、下にあるマスに書いてみましょう。

言葉クイズ

共通の音になる言葉は何でしょう？

格下げ　口のはし　広い視野

答え

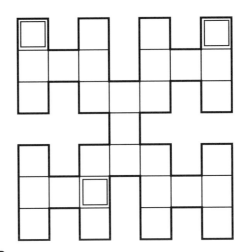

候補

意見書　山水画　鳩時計　大画面　美意識
大劇場　所持品　伝書鳩　風力計　力仕事
場所柄　人事部　時代劇　火山灰　手品師

三字熟語

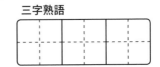

基礎トレ

意味と合う四字熟語の読みを書きましょう

① 亭主関白

夫（亭主）が夫婦間の支配者として絶大な権力をもち、君臨していること。

② 単刀直入

遠回しでなく前置きなしに、いきなり本題に入り要点をつくさま。

●181日目／答え

三	南	群	衛
位	極	集	星
一	大	心	中
体	陸	理	継

三字熟語　大都会

言葉クイズ／答え　つっぱり
基礎トレ／答え　①にそくさんもん
　　　　　　　　②なんこうふらく

203

矢印の方向に読むと二字熟語ができるように、中央のマスに漢字を当てはめてください。当てはめた漢字は二字熟語になっています。二字熟語を下のマスに書いてみましょう。

言葉クイズ

共通の音になる言葉は何でしょう？

すごい眺め　新雑誌　本国に返す

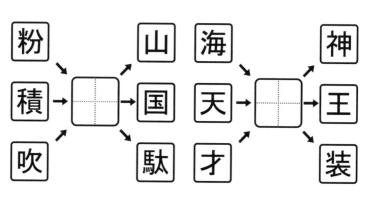

答え

二字熟語

●182日目／答え

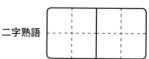

孫悟空

言葉クイズ／答え **カンセイ**（完成、感性、歓声）
基礎トレ／答え ①感慨無量　②清廉潔白

学習日　　／　月　日

パズル面のすべてのマスを、「候補」の言葉で埋めましょう。一文字目を、パズル面の同じ番号のマスに入れ、タテかヨコの隣接するマスを進んで埋めてください。ただし、他の言葉にある同じ文字とはマスを共通できます。

言葉クイズ

なぞなぞです。
上り坂と下り坂、どちらが多い？

（パズル面マス）

1　　　2

　　　3　　4　5

　　　6　7

　8　　　9

　10　11　　12

　　　　13

答え

候補

①物心両面　②馬耳東風　③高山植物

④公式戦　⑤見本刷　⑥林間学校　⑦風林火山

⑧三面記事　⑨主人公　⑩校長先生　⑪学生生活

⑫印象主義　⑬活版印刷

基礎トレ　意味と合う四字熟語の読みを書きましょう

① 条 件 反 射

習慣や訓練によって、特定の刺激に対して、決まった反応を示すようになること。

② 自 画 自 賛

自分で自分のことを褒めること。自分で描いた絵に自分で賛を書く意から。

●183日目／答え

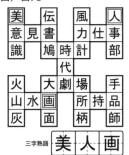

美	伝		風		人
意	見	書	力	仕	事
識	鳩	時	計		部
		代			
火	大	劇	場		手
山	水	画	所	持	品
灰	面	柄			師

三字熟語　美 人 画

言葉クイズ／答え　コウカク（降格、口角、広角）
基礎トレ／答え　①ていしゅかんぱく
　　　　　　　　②たんとうちょくにゅう

言葉学習　反対語

意味がまったく逆になる言葉の関係を「反対語」といいます。候補の漢字をマスに当てはめて、それぞれ「反対語」になるようにしてください。

言葉クイズ

① 絵画「叫び」が代表作の画家は？
① モンク
② マンク
③ ムンク

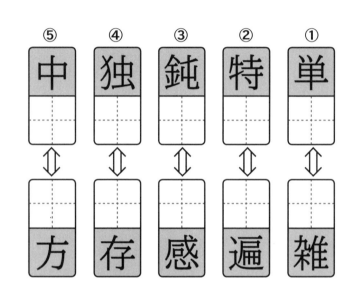

⑤ 中　④ 独　③ 鈍　② 特　① 単

⑤ 方　④ 存　③ 感　② 遍　① 雑

候補

純　立　殊　普　依
央　複　地　感　敏

答え

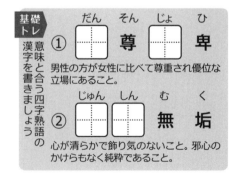

基礎トレ 意味と合う四字熟語の漢字を書きましょう

① □〔だん〕□〔そん〕 尊 □〔じょ〕□ 卑〔ひ〕
男性の方が女性に比べて尊重され優位な立場にあること。

② □〔じゅん〕□ □〔しん〕□ 無〔む〕 垢〔く〕
心が清らかで飾り気のないこと。邪心のかけらもなく純粋であること。

●184日目／答え

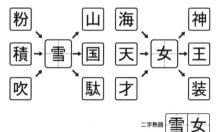

粉　山　海　神
積→雪→国　天→女→王
吹　駄　才　装

二字熟語　雪女

言葉クイズ／答え　ソウカン（壮観、創刊、送還）
基礎トレ／答え　①遮二無二　②破竹之勢

言葉学習　ナゾトレ

「ある」の言葉は、共通の法則にしたがっています。その法則は何でしょうか？　見抜いて答えてください。

言葉クイズ

英語でドラゴンフライというのは？
①ハエ　②蚊　③とんぼ

ある	なし
かうんたー カウンター	ですく デスク
はんど ハンド	ふぃんがー フィンガー
くりあ クリア	だーく ダーク
ういんぐ ウイング	すかい スカイ
あしすと アシスト	へるぷ ヘルプ

ヒント／あるスポーツの用語です

答え

答え
「ある」に
共通する法則

基礎トレ
意味と合う四字熟語の読みを書きましょう

①　五　里　霧　中
物事の様子や手掛かりがつかめず、方針や見込みが立たず困ること。

②　言　行　一　致
言葉に出したことと、その行動が同じであること。

●185日目／答え

物	植	馬	耳	式	戦
心	山	高	東	公	見
両	火	林	風	人	本
面	三	間	義	主	刷
記	校	学	生	象	印
事	長	先	生	活	版

言葉クイズ／答え どちらも同じ数。
上り坂は同時に下り坂だから
基礎トレ／答え ①じょうけんはんしゃ　②じがじさん

学習日　／月　日

「候補」の漢字をマスに当てはめて、熟語が重なりつながるクロスワードを作ってください。さらに、二重枠の漢字で四字熟語を考えて、下にあるマスに書いてみましょう。

言葉クイズ

① 小津安二郎監督の映画のタイトルは？
①二都物語　②東京物語　③上京物語

答え

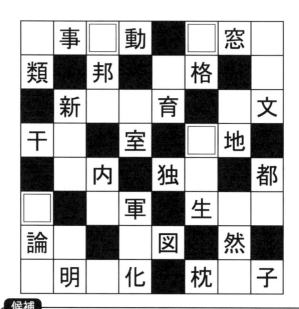

候補

異 会 会 開 学 潟 教 草 県 縮 小 人
人 説 体 大 天 徒 同 文 陸 話

四字熟語

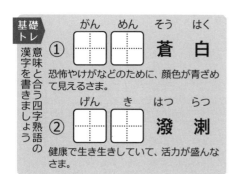

基礎トレ
意味と合う四字熟語の漢字を書きましょう

① □□ 蒼 白（がん めん そう はく）
恐怖やけがなどのために、顔色が青ざめて見えるさま。

② □□ 潑 溂（げん き はつ らつ）
健康で生き生きしていて、活力が盛んなさま。

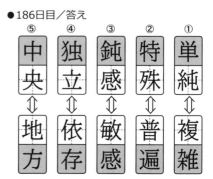

●186日目／答え

⑤ 中央 ⇔ 地方
④ 独立 ⇔ 依存
③ 鈍感 ⇔ 敏感
② 特殊 ⇔ 普遍
① 単純 ⇔ 複雑

言葉クイズ／答え ③ムンク
基礎トレ／答え ①男尊女卑　②純真無垢

　太い下線の言葉は、会話の中で使われている「カタカナ語（外来語）」です。それを日本語に置き換えました。その日本語を漢字で書いてください。

言葉クイズ

レオナルド・ダ・ビンチ空港がある都市は？

① パリ　② ローマ　③ マドリード

答え

① 彼女の装いはまさに<u>セレブレティ</u>。

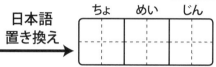

日本語置き換え　→　［ちょ｜めい｜じん］

② <u>コスト</u>を切り詰めて利益拡大。

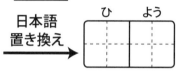

日本語置き換え　→　［ひ｜よう］

③ <u>バリュー</u>が最大の人気商品。

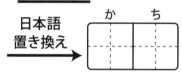

日本語置き換え　→　［か｜ち］

④ <u>コンビニエンス</u>な店。

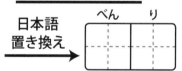

日本語置き換え　→　［べん｜り］

基礎トレ

意味と合う四字熟語の読みを書きましょう

① 疑　心　暗　鬼
疑いの心から、なんでもないことでも怖いと思い、疑わしく感じることのたとえ。

② 有　名　無　実
名ばかりが立派で、それに見合う実質が伴わないさま。

●187日目／答え
「ある」の言葉は、サッカーで使う用語です。「カウンター（攻撃）」「ハンド（反則）」「クリア（球を蹴り出す）」「ウイング（ポジションのひとつ）」「アシスト（ゴールにつながるパス）」になります。

学習日 　　月　　日

「候補」の漢字をマスに当てはめて、15の三字熟語を作ってください。そのとき、太い線でつながれた2つのマスには、同じ漢字を入れてください。

言葉クイズ

① アメリカの二大政党は民主党と何？
共和党
② 自由党
③ 労働党

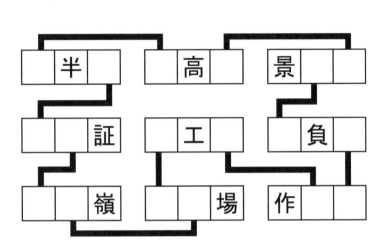

答え

候補

分 身 水 地 手
服 上 業 勝

基礎トレ

意味と合う四字熟語の漢字を書きましょう

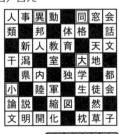

① ご こく ほう じょう
□□ 穀 □□ 穰
穀物が豊かに実ること。

② じ こ けん お
□□ □□ 嫌 悪
自分に嫌気がして、自分自身をうとんじること。

●188日目／答え

人	事	異	動		同	窓	会
類		邦		体	格		話
	新	人	教	育		天	文
干	潟		室		大	地	
	県	内		独	学		都
小		陸	軍		生	徒	会
論	説		縮	図		然	
文	明	開	化		枕	草	子

四字熟語 **大同小異**

言葉クイズ／答え ②東京物語
基礎トレ／答え ①顔面蒼白 ②元気溌溂

漢字パズル バラバラ漢字

漢字をバラバラに分けて、順序を入れ替えました。パーツを正しく並べて、意味の通る三字熟語を答えてください。

言葉クイズ

なぞなぞです。猿、熊、豚が夜間工事のガードマンをするよ。最後まで勤まらないのは誰？

答え

例　呑妛 → 宴会

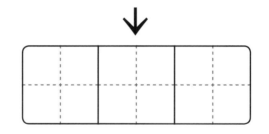

↓

● 189日目／答え

① セレブレティ＝著名人
② コスト＝費用
③ バリュー＝価値
④ コンビニエンス＝便利

ナゾトレ・仲間外れをさがせ

学習日　月／日

ある共通点にしたがって、言葉を集めました。しかしこの中に、共通点を満たさない「仲間はずれ」が１つあります。それはどれでしょう？

【言葉クイズ】

ひらがなで書かれた計算式の答えは？
＋－より×÷を先に計算しましょう。

よんかけるさんたすなな

形　梨　富
岡　口
俳句　和歌

ヒント／前か後ろに言葉が付きます

答え

仲間はずれ　［　　　　　　］

基礎トレ

意味と合う四字熟語の漢字を書きましょう

① ［ぶつ］［ぎ］騒然（そう ぜん）

世間のうわさや評判、また人々の議論、世論が騒がしいこと。

② 茫然（ぼう ぜん）［じ］［しつ］

あっけにとられたり、あきれ果てたりして、我を忘れること。

●190日目／答え

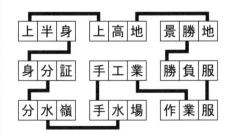

上半身　上高地　景勝地
身分証　手工業　勝負服
分水嶺　手水場　作業服

言葉クイズ／答え ①共和党
基礎トレ／答え ①五穀豊穣　②自己嫌悪

193日目

言葉学習　同義語

違う言葉なのに意味がほぼ同じ言葉の関係を「同義語」といいます。「候補」をマスに当てはめて、「同義語」になるようにしてください。

学習日　月　日

言葉クイズ

ひらがなで書かれた計算式の答えは？
＋－より×÷を先に計算しましょう。
さんかけるごたすろくたすはち

④
重
＝
事
価値あるものとして、大切に扱うさま。

③
再
＝
繁
しきりに行われること。しばしばであること。

②
達
＝
徹
意志・方針・考え方などを貫き通すこと。

①
学
＝
強
学問・技術などをまなびならうこと。

答え

候補

要　勉　成　貫
習　三　頻　大

●191日目／答え

基礎トレ　意味と合う四字熟語の読みを書きましょう

① 言 語 道 断
言葉に表せないほどあまりにひどいこと。とんでもないこと。もってのほか。

② 自 業 自 得
自分の行いの報いを自分が受けること。悪い報いを受ける場合に用いる。

指 南 役

言葉 パズル　ジグソークロス

カタカナが書かれた5つの部品を、5×5の枠に詰め込んで、クロスワードを作ってください。部品は枠からはみ出したり、重なってはいけません。きっちり部品を詰め込んだときに、二重枠のカタカナを上から読んでできる言葉を、下のマスに書いてみましょう。

言葉クイズ

ひらがなで書かれた計算式の答えは？
＋－より×÷を先に計算しましょう。

なな ひく さん かける にたす きゅう

答え

バ シ
ソ
ゲ
フ
ラ
シ
マ ン
ク
イ
ス
ウ
チ マ
ツ
ヘ
イ ソ

二重枠の言葉 ☐☐☐☐☐

●192日目／答え
「俳句」が仲間はずれです。他の漢字は、前か後ろに「山」を付けると、県名になります。「山形」「山梨」「富山」「岡山」「山口」「和歌山」です。俳句は県名にはなりません。

基礎トレ

意味と合う四字熟語の漢字を書きましょう

① 反　面　はん めん ☐きょう ☐し
悪い面の見本で、そうなってはいけないと教えられる人や事例のこと。

② ☐さい ☐げつ ☐ふ　不　待　たい
年月は、無情に過ぎて行き、待ってはくれないということ。

言葉クイズ／答え　4×3＋7＝19
基礎トレ／答え　①物議騒然　②茫然自失

学習日　月　日

例と同じ要領で、漢字の部分をうまく組み合わせて、二字熟語を作ってください。

例　士＋原＋心＋頁＝ 志 願

① 票＋五＋言＋木＋口 ＝ ◻◻

② 立＋立＋馬＋兄＋兄 ＝ ◻◻

●193日目／答え

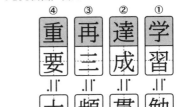

④ 重要 ‖ 大事
③ 再三 ‖ 頻繁
② 達成 ‖ 貫徹
① 学習 ‖ 勉強

215

学習日 ／ 月 日

言葉クイズ

枠の中に四字熟語を詰め込みました。その中の1つを太い枠で囲みました。同じ要領で、4つのマスを連続させて、四字熟語を囲んでください。最後に連続しない4つのマスが残ります。その漢字で四字熟語を考えて、下にあるマスに書いてみましょう。

ひらがなで書かれた計算式の答えは？
＋－より×÷を先に計算しましょう。

ごかけるなゝひくよんたすさん

即	是	空	憺	惨	船	夜	河
色	放	稽	千	心	苦	傲	白
止	奔	無	唐	荒	不	岸	麻
自	由	疑	賛	否	遜	万	乱
鬼	暗	心	笑	両	論	快	刀

答え

四字熟語

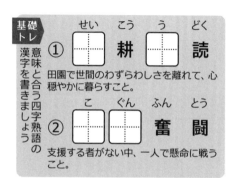

●194日目／答え

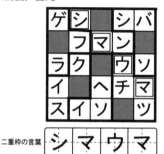

二重枠の言葉 シ マ ウ マ

言葉クイズ／答え 7-3×2+9＝10
基礎トレ／答え ①反面教師 ②歳月不待

学習日　　月／日

ひらがなは漢字の読みです。「候補」の漢字をマスに当てはめて、同じ読みで違う意味になる二字熟語を、2つずつ作ってください。「候補」には、使わない漢字が2つ含まれています。

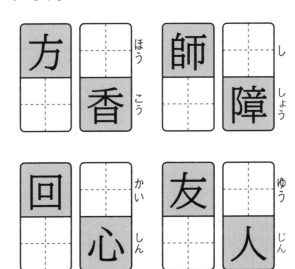

方　　香（ほう・こう）

師　障（し・しょう）

回　心（かい・しん）

友　人（ゆう・じん）

候補

改　人　支　診　法
優　向　芳　匠　有

言葉クイズ

なぞなぞです。
ジングルベルが聴こえる夜、リンゴと柿と栗が残業をしているよ。きっちり仕事をやり遂げるのは誰？

答え

● 195日目／答え

①の二字熟語

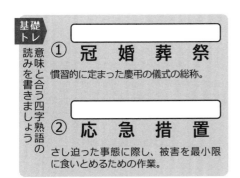

標 語

②の二字熟語

競 馬

言葉クイズ／答え　6＋4×6÷3＝14
基礎トレ／答え　①じじつむこん
　　　　　　　　②きどあいらく

言葉学習　慣用句線つなぎ

例と同じ要領で、①〜⑤のすべてが、慣用句になるように、線で結んでください。

学習日　月　日

言葉クイズ

共通の音になる言葉は何でしょう？
興味をなくす　余地がある　夜長

答え

	例	①	②	③	④	⑤
	愛●	目●	文●	保●	灰●	愁●
	●想	●険	●眉	●句	●先	●汁
	●がつきる	●をかける	●をかえる	●をつける	●をひらく	●がぬける

基礎トレ

意味と合う四字熟語の漢字を書きましょう

① いっ　ちょう　いっ　たん
一　□□　一　□□
人や物事について、長所もあり短所もあって、完全でないこと。

② たい　き　ばん　せい
□□　□□　晩成
大人物は遅れて頭角を現すということ。

●196日目／答え

即	是	空	憺	惨	船	夜	河
色	放	稽	千	心	苦	傲	白
止	奔	無	唐	荒	不	岸	麻
自	由	疑	賛	否	遜	万	乱
鬼	暗	心	笑	両	論	快	刀

四字熟語　笑　止　千　万

言葉クイズ／答え　5×7-4+3＝34
基礎トレ／答え　①晴耕雨読　②孤軍奮闘

9つの二字熟語のうち、8つは「読み」でしりとりが成り立ちます。では、しりとりに入れない二字熟語はどれでしょう。下の枠に書いてください。

言葉クイズ

共通の音になる言葉は何でしょう？

堂々と言う　光が出る　高くて平ら

河童	杏齒	蕎麦
屠蘇	馬蹄	巴里
薙刀	玄人	田舎

答え ....

しりとりに入れない
二字熟語

基礎トレ

意味と合う四字熟語の読みを書きましょう

① ＿＿＿＿＿＿＿＿＿

一　汁　一　菜

非常に粗末な食事のたとえ。汁物もおかずも一品の食事の意から。

② ＿＿＿＿＿＿＿＿＿

医　食　同　源

病気を治す薬と食べ物とは、本来根源を同じくするものであるということ。

●197日目／答え

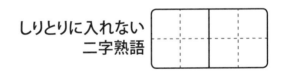

方向	芳香 （ほう こう）	師匠	支障 （し しょう）
回診	改心 （かい しん）	友人	有人 （ゆう じん）

言葉クイズ／答え　栗・済ます＝クリスマス
基礎トレ／答え　①かんこんそうさい
　　　　　　　　②おうきゅうそち

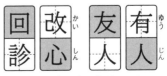

学習日 月／日

まったくヒントのないクロスワードです。言葉のつながりだけをたよりにして、候補の言葉を、5×5の枠に詰め込んで、クロスワードを作ってください。さらに、二重枠のカタカナを上から読んでできる言葉を、下のマスに書いてみましょう。

言葉クイズ

共通の音になる言葉は何でしょう？

目が騙される　計略がうまい　歌詞づくり

答え

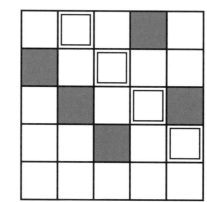

候補

ミコ　ダソク　シヨホ　ホツチキス
ルス　ナミダ　コソダテ　クシ
ヨコ　ダシマキ　コテ　マル　コツ

二重枠の言葉

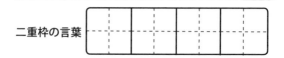

基礎トレ

意味と合う四字熟語の漢字を書きましょう

① 渾然　こん ぜん いっ たい

いくつかのものが溶け合って区別がつかないさま。

② 帰巣　き そう ほん のう

鳥や虫などが、遠く離れた所からでも自分の巣に帰ることができる能力。

●198日目／答え
①目ー先ーをかえる
②文ー句ーをつける
③保ー険ーをかける
④灰ー汁ーがぬける
⑤愁ー眉ーをひらく

言葉クイズ／答え **アキ**（飽き、空き、秋）
基礎トレ／答え ①一長一短　②大器晩成

横井教授がおススメする

脳の若さを保つ生活習慣

ストレスはためず発散する

ストレスは予防の強敵です。ため込まず発散できる場を設けるようにしましょう。人との会話は予防の味方で、脳へ刺激を与えることができ、また気分転換にもなります。友人や家族と会話する時間を設けましょう。

記録することで記憶力アップ。

日記やその日の出来事をメモすることは、記憶したことを脳が復習するいい訓練になります。ときどき、過去に書いた物を読み返すと、記憶の呼び起こしや深まりになる回想療法の効果も期待できます。

楽しい行動で病を跳ね返そう

アクティブに活動する、楽しむ、考えることを習慣にしましょう。趣味を楽しんだり、買い物に出かけたり、読書をしたり、旅の予算や経費を計算したり……。楽しいことで脳を元気にしましょう。

思い出して書いてみましょう

最近、興味を
持っているスポーツ

最近、興味を
持っているドラマ

●199日目／答え

しりとりに入れない
二字熟語

| 薙 | 刀 | なぎなた |

しりとりは次のようになります。
河童（かっぱ）→巴里（パリ）→吝嗇（りんしょく）→玄人（くろうと）→屠蘇（とそ）→蕎麦（そば）→馬蹄（ばてい）→田舎（いなか）→

言葉クイズ／答え コウゲン（公言、光源、高原）
基礎トレ／答え ①いちじゅういっさい
②いしょくどうげん

人と交わりたい積極性、
それこそが漢字・言葉を学んだ成果です

「漢字・言葉5分脳トレ200日間・第2集」の挑戦はいかがでしたか？

短い時間でも、毎日の学習を積み重ねたことで、あなたの脳に素敵な変化がもたらされているのではないでしょうか。

たくさんの言葉とその意味を改めて学んだことで、知っている、あるいは使える言葉の数が増えて、会話を楽しめるようになった。自分の考えや気持ちを、言葉にして思い通りに表現できるようになった。会話を交わすことで、友達が増えて、表情もより明るくなった。

あなたの挑戦は大成功です。語彙力やコミュニケーション力がアップにして、人との交わりにおいて積極性が高まりました。それも脳の若返りといえるのではないでしょうか。

今後も、はっきり意味の分からない言葉や、正しい日本語などに興味を持ち、自分で不明点を調べて、学びましょう。新しいことを知る楽しみを、いつまでも忘れないでください。

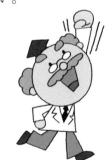

年齢というものには
元来意味はない。
若い生活をしている者は若いし、
老いた生活をしている者は老いている。

井上靖（いのうえ やすし）／小説家・文化功労者・文化勲章受章

●200日目／答え

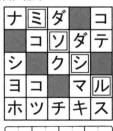

ナ	ミ	ダ		コ
	コ	ソ	ダ	テ
シ		ク	シ	
ヨ	コ		マ	ル
ホ	ツ	チ	キ	ス

二重枠の言葉　ミ ソ シ ル

言葉クイズ／答え **サクシ**（錯視、策士、作詞）
基礎トレ／答え ①渾然一体　②帰巣本能

認定証

「漢字・言葉5分脳トレ200日間・第2集」
をやり切ったあなたを、デキる頭脳の持ち主
として認定します。
今後も学ぶことを大いに楽しみ、いつまでも
健康で朗らかな生活でありますように。

あなたの名前

学習完了日　　　　　　　年　　　　月　　　　日

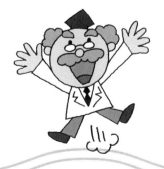

監修

横井 賀津志 Katsushi Yokoi

元森ノ宮医療大学・作業療法学科・副学科長、教授
高齢者の認知症予防および転倒予防・作業科学

著者

三輪 良孝 Yoshitaka Miwa

パズル作家。1986年、廣済堂出版が募集した「第1回パズル大賞」にて大賞を受賞。以後、パズル作家として、雑誌・新聞・広報誌などに作品を提供する。1989年、大阪心斎橋に事務所「カメレオン」を設立。良質のパズル提供を続け、現在にいたる。
「漢字パズル(1)」「漢字パズル(2)」(廣済堂出版)「知的な頭になる面積パズル」「小学校で教わった漢字のパズル」「小学校で教わった漢字のパズルSP」「頭が柔軟になる漢字スーパーパズル」「面積パズルベストセレクション」(日本文芸社)「クロスワード三国志」「クロスワード戦国武将」(日東書院)「脳活サプリ　知性を磨く120日間トレーニング」「脳活サプリ　感性を磨く120日間トレーニング」「脳に喝!数字トレーニング150日」「脳に喝!漢字トレーニング150日」(辰巳出版)共著「クロスワード三国志」「クロスワード戦国武将」(日東書院)など著書多数。

大原 英樹 Hideki Ohara

書籍編集プロデューサー、作家、絶景写真家。タウン情報誌や旅の本と並行して、児童書、絵本、折り紙や切り紙の手芸本、中高年向けの脳トレ本の執筆、編集を手掛ける。著書多数。
1987年3月 京都精華大学 美術学部デザイン学科 卒業

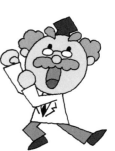

編集
大原 まゆみ
デザイン
山崎 まさる
大原 英樹

忘れない 迷わない
話が上手なデキる脳になる！

漢字・言葉 5分脳トレ200日間・第2集

2021 年 6 月 20 日　初版第 1 刷発行
2023 年 12 月 10 日　初版第 5 刷発行

著　者／三輪 良孝　大原 英樹
発行者／廣瀬 和二
発行所／辰巳出版株式会社

〒113-0033　東京都文京区本郷 1-33-13
春日町ビル 5F
TEL：03-5931-5920（代表）
FAX：03-6386-3087（販売部）
http://www.tg-net.co.jp/

印刷所／株式会社 公栄社
製本所／株式会社 セイコーバインダリー